*Helmut Luft*

*Jenseits von 90*

Helmut Luft – seit dem 11. November 2024 hundertjährig – möchte Leserinnen und Leser dazu anzuregen, über ihr eigenes hohes Alter nachzudenken und Anregungen zu finden, ihre persönliche Lebensphase jenseits von 90 befriedigend zu gestalten.
In seinem Werk teilt Luft als Psychoanalytiker und Arzt dabei den unbewussten Kontext seiner Erfahrungen und seine Assoziationen mit und bezieht dabei auch Quellen anderer Hochaltriger, Lieder, Texte und Träume ein.
Das Thema ist in den letzten Jahrzehnten weithin interessant geworden, weil wir um die zwanzig Jahre älter werden als noch vor hundert Jahren. Die früher unbekannte Lebensphase von »Fitness über 90« wird sich vermutlich noch weiter verlängern; es wird immer mehr Hundertjährige geben, die noch fit sind. »Mit 120 gesund sterben« ist ein wahrscheinlich bald erreichbares Ziel. Es lohnt sich also, sich dafür zu interessieren, was uns im hohen Alter erwarten wird, wie wir damit umgehen können und das Beste daraus machen können.

*Helmut Luft*, Dr., geboren 1924, ist ehemaliger Nervenarzt und Psychoanalytiker; seit 1994 Mitarbeit im Kasseler Arbeitskreis »Psychoanalyse und Altern«. Zahlreiche Publikationen in Fachzeitschriften. Bei Brandes & Apsel sind erschienen: *Gutes Altern* (2. Aufl. 2014), *Die Kunst, dem Alter zu begegnen* (2015), *Cervantes – Aufbruch zum modernen Menschen* (2018), *Der Mann über 60* (2020), *Träume des Alters* (2021).

Helmut Luft

# Jenseits von 90

## Das Versagen des Körpers und die Reifung der Person im hohen Alter

Brandes & Apsel

Auf Wunsch informieren wir Sie regelmäßig mit unseren Katalogen *Frische Bücher* und *Psychoanalyse-Katalog*. Wir verwenden Ihre Daten ausschließlich für die Zusendung unserer beiden Kataloge laut der EU-Datenschutzrichtlinie und dem BDS-Gesetz.
*Bitte senden Sie uns dafür eine E-Mail an info@brandes-apsel.de mit Ihrer Postadresse.* Außerdem finden Sie unser Gesamtverzeichnis mit aktuellen Informationen im Internet unter: www.brandes-apsel.de

2. Auflage 2026
1. Auflage 2025


DTP und Cover: Brandes & Apsel Verlag
Druck: Druck: Franz X. Stückle Druck und Verlag e. K., Stückle-Straße 1,
77955 Ettenheim
Kontakt: technik@stueckle-druck.de
Printed in Germany

Gedruckt auf einem nach den Richtlinien des Forest Stewardship Council (FSC) zertifizierten, säurefreien, alterungsbeständigen und chlorfrei gebleichten Papier, FSC CO15522.

Bibliografische Information der Deutschen Nationalbibliothek:
Die Deutsche Nationalbibliothek verzeichnet diese Publikation in der Deutschen Nationalbibliografie; detaillierte bibliografische Daten sind im Internet über www.ddb.de abrufbar.

ISBN 978-3-95558-389-7

# Inhalt

# Einleitung

Der Titel wurde vor allem angeregt von *Jenseits des Lustprinzips,* einer Abhandlung von Sigmund Freud (1856–1939), die 1920 veröffentlicht wurde. Freud kommt darin zu der Erkenntnis, dass die Triebe nicht nur Lust gewinnen und Unlust vermeiden wollen, sondern jenseits davon das Hauptziel haben, in dem Gegensatzpaar von *Lebenstrieben und Todestrieben*, alles Leben von Anfang an in einem ewigen *Stirb und werde* zu regeln.

Die *Lebenstriebe* bewirken mit der Energie Libido die Liebe und Wertschätzung der eigenen Person als normale Voraussetzung (Narzissmus) für die Liebe zu Anderen. Der Zusammenhang wird durch den Bibelspruch *Liebe deinen Nächsten wie dich selbst* (Matthäus 22:37–39) deutlich.

Die neu entdeckten sogenannten »Todestriebe« betreiben mit Aggression und Destruktion auf stille Weise, aber ständig Zerstörung und Selbstzerstörung körperlich wie psychisch.

Die Lebenstriebe zielen auf die Herstellung immer größerer Einheiten und bauen damit alles Leben auf, die Todestriebe bauen es permanent wieder ab mit dem Endziel der Rückführung des Organismus in einen anorganischen Zustand (Staub und Asche).

Freud war zwar erst 64 Jahre, als ihm diese Erleuchtung kam, hatte aber offenbar schon den Durchblick, der Anderen erst *Jenseits der 90* zuteil wird, Die meisten begreifen erst aufgrund ihrer Erfahrungen am eigenen Leib im hohen Alter das alltägliche Mit- und Gegeneinanderspiel von aufbauenden, belebenden und abbauenden, vernichtenden Kräften. Es ist die Basis, die dem alltäglichen Leben und besonders dem Altern zugrunde liegt.

*Jenseits von Gut und Böse* ist auch die übliche Bemerkung, mit der der Volksmund klarstellt, jemand habe vermutlich keine sexuellen Begierden mehr, aber auch, dass jemand nicht mehr ganz in unserer Welt lebt.

Die Altersangabe von 90 ist nicht absolut, sondern symbolisch zu verstehen. Die hier gemeinte Lebenslage beruht auf dem biologischen

Altern und tritt bei einem durchschnittlichen Lebenslauf etwa im Kalenderalter des 9. Jahrzehnts ein, kann individuell aber auch schon in früheren (Voralterung) oder in späteren Jahren erreicht werden. Einzelne Elemente davon beginnen meistens schon früher.

Die in diesem Buch dargestellten Inhalte erheben keinen Anspruch auf wissenschaftliche Vollständigkeit. Sie beruhen vor allem auf der Erfahrung des Autors und auf den Quellen, die ihm zur Verfügung stehen. Jede Erfahrung ist anders und jeder nimmt von den Quellen unbewusst vor allem das wahr, was passend ist, und blendet anderes aus. So kann das hier Dargestellte nur Beispiele zeigen, wie sich das Leben *Jenseits von 90* darstellen kann.

Einiges wird mehrfach erwähnt, weil es in Zusammenhängen vorkommt. Es sind die für das Verständnis notwendigen ewigen Themen von Aufbau und Zerstörung, animalische Vorstufen des Menschseins, Naturmensch und Kulturmensch, Väter und Söhne, Reifungssprünge und Überlegenheit Älterer, Privilegien des menschlichen Gehirns, Evolution zum eigentlichen Menschen.

Da der Autor ganzheitlich denkt, ist der Stil des Buches oft assoziativ und bezieht unbewussten Kontext, Gedichtzeilen, Lieder und Traumteile mit ein. Die Inhalte entsprechen dem kulturellen Kanon und der Wertewelt der Generation der jetzt jenseits 90-Jährigen. Goethe, Schiller, Kant, Shakespeare, und vor allem Sigmund Freud, der Gründer der Psychoanalyse, sind Leitfiguren. Auch auf Lehren aus der Zeitgeschichte, wie wir sie erlebt haben, wird hingewiesen. Für die Forschung ist es ein Baustein. Liegen mehr solcher Berichte vor, können kommende Forscher vergleichen und vom Zufällig-Subjektiven zu allgemeinverbindlichen Aussagen über das hohe Alter kommen.

## Mit 120 gesund sterben

Das Thema Altern ist in den letzten Jahrzehnten weithin interessant geworden, weil wir 20 Jahre älter werden als früher und es immer mehr hochaltrige Menschen gibt. Die früher unbekannte Lebensphase von Fitness über 90 wird sich vermutlich noch weiter verlängern und es wird immer mehr Hundertjährige geben, die noch fit sind. *Mit 120 gesund sterben* ist ein wahrscheinlich bald erreichbares Ziel. Es lohnt sich also, sich dafür zu interessieren, was einem im Alter erwarten wird und wie man damit umgehen und das Beste daraus machen kann.

## Wozu ein weiteres Altersbuch?

Es sind in den letzten Jahren viele Bücher auf den Markt gekommen, in denen Rat und Hilfe angeboten wird. Sie gehen von Fachwissen oder auch nur persönlichen Meinungen aus und beziehen sich auf Ernährung, Körperübungen, Lebensführung und auf philosophische, spirituelle, esoterische usw. Fragen zum Altern. Viele Prominente schreiben ihr persönliches Buch und verkünden die oft originellen und klugen Ratschläge, die sich aus ihrer persönlichen Lebenssituation ergeben. Sie sind oft erst am Anfang des Alterns und haben das wirkliche Altsein ab über 80 oder 90 noch gar nicht erlebt. Naturgemäß füllen Jüngere ihre Wissens- und Erfahrungslücken mit ihren persönlichen Phantasien aus, wie sie sich das Altern vorstellen, und bilden Theorien, denen es an Erfahrungsbasis und Bodenhaftung fehlt. In Romanen, Krimis usw. wird das Thema jeweils aus der Sicht der Autoren und Autorinnen häufig aufgegriffen. Im Internet kann man über viele Aspekte Informationen abrufen. Das öffentliche Wissen über das Altsein gleicht z. Z. einem Puzzlespiel, dessen Gestalt noch nicht erkennbar ist.

Verlässlichen Rat kann am ehesten die kompetente *wissenschaftliche Altersforschung* geben. Sie ist eine Grundlage dieses Buches. Über einen Zeitraum von mehr als 100 Jahren hat sie einen hohen Stand erreicht und liefert ständig neue Ergebnisse, die von Fachgelehrten laufend diskutiert und aktualisiert, zunehmend aber auch allgemein verständlich dargestellt werden. Die psychoanalytische Forschung ist ein wesentlicher Teil davon.

## Altsein beginnt mit 80+

Erst *Jenseits der 90* fiel mir auf, dass sich meine Anschauungen über das Alter aufgrund meiner in den letzten Jahren gemachten Erfahrungen ganz wesentlich verändert haben. Ich hatte insgesamt eine neue Stufe erreicht, die mich manches überraschend anders sehen ließ, sodass ich es besser begreifen konnte. Damit wurde klar, dass ich vorher nur die üblichen –angst- oder wunschverzerrten – Phantasien, Klischees und Vorurteile über das spätere Altern hatte und ich mir die Wirklichkeit, wie ich sie später erlebte, einfach noch nicht hatte vorstellen können. Meine These ist daher, dass man erst aufgrund der *Erfahrungsbasis der eigenen schon erreichten Reifungssstufe* wesentliche und überzeugende ganzheitliche Aussagen machen und Rat geben kann. Am eigenen Leib erlebt ist vieles ganz anders, als Jüngere sich das vorstellen können.

Das Ziel des Buches ist, die Leserinnen und Leser anzuregen, über das eigene Altern nachzudenken und Anregungen zu finden, ihre persönliche Lebensphase *Jenseits von 90* befriedigend zu gestalten.

## Altersforscher jenseits von 90

Eine weitere überraschende Erkenntnis war, dass es nur ganz wenige Altenforscher gibt, die persönlich Erfahrungen über 90 machen konnten. Das motivierte den Autor natürlich sehr, das Thema näher zu betrachten. Aus meinem persönlichen Umkreis hat nur Margarete Mitscherlich (1917–2012), die mich auf dem Weg zum Analytiker begleitet hat, ein Alter von 94 Jahren erreicht und über ihre Erfahrungen berichtet; ebenso der noch lebende Otto Kernberg, auch Psychoanalytiker und fünf Jahre jünger als ich. Weitere Forscher werden später ausführlich vorgestellt (vgl. Kap. 12).

# Kapitel 1

## Schwäche – Behinderung – Vitalitätsverlust jenseits von 90

In der Erzählung von Franz Kafka »Die Verwandlung« erwacht Gregor Samsa und findet sich in ein Insekt verwandelt, das sich nicht mehr wie bisher bewegen und mitteilen kann. Der Körper ist zum Diktator geworden, der allein über die Lebensführung bestimmt. Gregor selbst kann nur noch krabbeln, kann nicht mehr sprechen und nichts mehr zum Unterhalt der Familie beitragen. Er ist abhängig geworden von den anderen, die ihn versorgen und betreuen, aber auch über ihn verfügen. Als er sich dagegen wehrt, dass ihm ein Bild weggenommen werden soll, wird das als Aggression missgedeutet. Er stört und es kommen Pläne auf, ihn zu entsorgen. Er kommt dem zuvor und stirbt.

Man fühlt sich an diese Geschichte erinnert, wenn man die negativen Seiten der besonderen Lebenslage *Jenseits von 90* beschreiben will. Sie ist grundsätzlich anders als alle vorherigen Lebensphasen. Die Alterungsprozesse haben fast bei allen einen Grad erreicht, der allgemeine Schwäche, geringere Vitalität, Nachlassen der Organleistungen, Behinderungen und Einschränkungen der Lebensführung mit sich bringt.

Die von *Kafka* beschriebene Verwandlung des Lebens entspricht dem Erlebnis einer **Alterungskaskade.** Sie ist plötzlich da, über Nacht, oder macht sich nach und nach als Ergebnis unterschiedlicher Faktoren bemerkbar. Körperliche Erkrankungen und Behinderungen, Verluste nahestehender Personen oder Lebensänderungen wie der Umzug in ein Heim können als Auslöser wirken. Die Lebensgeschichte, die Schicksale und Traumen und die im höheren Alter zunehmenden Einbußen wirken sich auf den Körper aus und führen zu grundsätzlichen Verwandlungen.

## Altersschwäche und Organversagen

### Sehschwäche – Die Welt wird trübe

Das normale Nachlassen der Sehschärfe im Alter ist eine Zeitlang durch Brillen gut auszugleichen. Ohne Brille kann man nicht mehr lesen und sich in der Welt von Gegenständen nicht mehr zurechtfinden. Das Suchen nach der Brille ist ein alltäglicher Ärger.

Der **Graue Star**, die Trübung der Linse, macht alles unscharf. Der Ersatz durch eine künstliche Linse ist anzuraten, und es ist verblüffend, wieviel besser man dann wieder sehen kann.

Beim **Grünen Star** ist der Augeninnendruck erhöht und die Papille, der Eintritt des Sehnervs ins Auge, wird nicht genügend durchblutet und schwindet. Das führende Symptom ist die Entsättigung der Farben, alles wird schwarz/weiß wie eine verschneite, milchig getrübte Landschaft. Die drohende Erblindung ist zu verhindern, wenn man frühzeitig den Augeninnendruck kontrollieren lässt und durch Augentropfen senkt.

Bei dem Altersleiden **Makuladegeneration** fallen Teile der Netzhaut aus und das zentrale Gesichtsfeld wird blind. Man erkennt keine Gesichter mehr, kann sich aber im Haus noch zurechtfinden. Durch Spritzen (Lucentis, Eylea) ins Auge kann die feuchte Form der Makuladegeneration gebessert und ihr Verlauf verzögert werden.

### Schwerhörigkeit – Missverständnisse und Ausgrenzung

Die **Schwerhörigkeit** beginnt mit den oberen Frequenzen, sodass keine höheren Töne und deshalb keine Konsonanten mehr gehört werden können. Worte wie *Liebe, Triebe, Siebe, Hiebe* sind nicht mehr unterscheidbar. Es kommt zu den Missverständnissen, die in den typischen Schwerhörigenwitzen karikiert werden. Man kann Gesprächen, Vorträgen, dem Fernsehtext sowie Ansagen auf Bahnhöfen und in der Bahn nicht mehr folgen und ist dadurch ausgegrenzt, kann nicht mehr teilnehmen. Die Hörbahn und das Hörzentrum des Gehirns versuchen zwar noch herauszufinden, welches Wort passen könnte, aber das braucht Zeit, und man kommt nicht mehr mit. Da der hochaltrige Schwerhörige sich nicht mehr verständlich machen kann, wird er für schwachsinnig gehalten und ausgegrenzt. Einige reagieren dann mit Misstrauen und Alterswahn.

Alte Menschen essen langsamer und sind schon bei geringen Mengen satt (Seniorenteller). Dazu kann beitragen, dass der Geschmackssinn im Alter nachlässt und durch Coronainfektionen ganz ausgelöscht werden kann. Sogar Lieblingsspeisen schmecken dann fade oder sind ekelerregend. Man muss deshalb auf eine ausreichende und ausgewogene Nahrungsaufnahme achten. Ebenso kann der Geruchssinn nachlassen oder durch Coronainfektion ausfallen, was den Genuss von Getränken einschränkt. Es kommt im Alter häufig zu **Austrocknung** (Exsikkose) mit gefährlichen Folgen, sodass man unbedingt für die absolut notwendige Flüssigkeitsaufnahme sorgen muss.

## Der Körper wird zum Diktator

Das Nachlassen von Organfunktionen, die resultierenden Behinderungen und der Vitalitätsverlust verändern die Lebensführung grundlegend. Immer mehr alltäglich notwendige Verrichtungen und Gewohnheiten kann man nicht mehr selber ausführen und ist auf Hilfsmittel und die Hilfe anderer angewiesen. Man hat keine Wahl, ist dem Diktat des Organversagens unterworfen, kann nur noch das tun, was der Körper erlaubt.

Weil die Hände zu schwach werden, um das Gewicht des Körpers zu tragen, *kann man die gewohnten Klimmzüge der Morgengymnastik nicht mehr machen. Ein gefüllter Eimer, den man bisher immer heben konnte, ist jetzt wie am Boden festgeklebt und man muss andere bitten, ihn wegzutragen.* Dazu kommt, dass die Hände ungeschickt werden. *Man kann nicht mehr in eine Öse einfädeln, Münzen nicht mehr zählen, das Hemd nicht mehr zuknöpfen, sich die Strümpfe nicht mehr anziehen, Getränke nicht mehr gezielt eingießen, Speisen nicht mehr zubereiten.* Alles braucht viel mehr Zeit und der Tagesablauf verändert sich grundlegend. Man ist zunehmend mehr auf Hilfeleistungen durch andere angewiesen. Das bedeutet für viele einen schweren Konflikt zwischen Aufrechterhaltung von Autonomie und Selbstbestimmung und dem Annehmen der Abhängigkeit. Ein häufiges Beispiel ist der Kampf um den Führerschein für das Auto trotz Verlust der Fahrtüchtigkeit.

### Gehbehinderung und Sturzneigung

Die Beine werden ebenso schwach und versagen den Dienst. Die Muskelmasse schwindet (Sarkopenie) und aus strammen Waden werden Storchenbeine. Der Aktionsradius des Gehens wird immer kleiner. Man kann nicht mehr zum Einkaufen gehen, Anstiege werden zu steil. Man stürzt zuerst nur gelegentlich, weil man stolperte oder ins Leere trat, dann aber versagen nach einer immer kürzer gewordenen Gehstrecke auf einmal die Beine.

*Aus innerer Schwäche werden sie wie Pudding, sacken zusammen, man verliert die Gewalt über den Körper und kann den Sturz nicht mehr steuern. Es ist, wie wenn das Handy plötzlich leer ist und nichts mehr geht.* Die Angst zu stürzen verunsichert tief. Das Gehen wird unsicher und langsam, man senkt den Kopf und betrachtet den Boden vor einem. Die Fähigkeit, sich rasch und frei bewegen zu können, ist verloren.

### Schwächezustände und Vitalitätsverlust

Die Altersschwäche macht sich als Nachlassen der allgemeinen Vitalität bemerkbar. Man wird eher müde, hat das Bedürfnis sich auszuruhen. Die frühere jugendliche Lust an der Bewegung wird durch zunehmende Ruhelust ersetzt. Man ist wie gelähmt und freut sich darauf, sich setzen oder legen zu dürfen. Der gewohnte kurze Powernap oder eine Siesta von einer Stunde reichen bei Weitem nicht mehr aus, sondern man fühlt sich wie ein Handy jetzt auf ausreichende Ladezeiten angewiesen und braucht zwei bis drei Stunden Mittagsruhe, um sich dann für den Rest des Tages einigermaßen fit fühlen zu können.

Im Alltag von Hochaltrigen kommt es häufig zu leichteren Schwächeanfällen auf höherem Vitalitätsniveau. Man kann nicht mehr weitermachen und muss den Kopf auf den Tisch legen oder sich hinlegen, bleibt aber wach. Es geht darum, *wie lange muss ich noch im Ladezustand liegen bleiben, um nach dem Aufstehen nicht zu stürzen. Der Leit-*

*gedanke ist, dass ich mich nicht bewegen darf, sondern breite Berührung nach unten suchen muss, damit die Kräfte der Erde in mich einströmen können. Meditation und Gedanken aus Yoga oder Autogenes Training fördern den Prozess der Erholung.* Nach der nötigen Zeit ist es genug, man spürt wieder Energie, kann aufstehen und weitermachen.

*Der Vorgang ist ein Muster, das in der griechischen Mythologie durch den Riesen Antaeus dargestellt wird. Er war unbezwingbar, aber nur solange er sich seine Kraft aus der Berührung mit der Erde (die seine Mutter war) holen konnte. Der Held Herakles erkannte das, hob und hielt ihn hoch und konnte ihn ersticken.*

Schwerwiegender sind die überraschenden Erschöpfungszustände, die auch zu Zeiten bisheriger hoher Leistungsfähigkeit plötzlich imperativ über einen kommen. Man sieht plötzlich nicht mehr richtig, alles verschwimmt, man begreift nicht mehr, was man gerade tun will, ist unfähig, weiterzuarbeiten. Man muss sich unter Sturzgefahr sofort zur nächsten Liegegelegenheit schleppen, sich hinlegen und tief schlafen, bis sich die Kräfte wieder gesammelt haben und man weitermachen kann. Das kann eine Viertelstunde oder mehrere Stunden oder einen halben Tag dauern. Die Angst vor diesen Schwächeanfällen ist ebenso deprimierend wie die vor Stürzen. Man wird vorsichtig und schränkt sein Leben wesentlich ein. Man verzichtet auf viele, vor allem außerhäusliche Aktivitäten.

Bei schwerem Stress oder körperlicher Erkrankung, Infektionen wie Covid-19, kann die schwerste Stufe von Vitalitätsverlust eintreten. *Ich erlebte bei einem Grippe-Infekt mich als ganz tief unten, kein Mensch mehr, sondern nur noch eine plattgedrückt schmerzende Masse. Ich war unfähig mich zu rühren. Ich wusste nicht, wo ich bin. Es gab kein Ich und kein Wollen. Ich konnte nichts und wollte nichts wollen. Es ist ein Zustand ohne Drang nach Veränderung, ohne Ziel, ohne Hoffnung, Vorstufe des Sterbens.*

## Schmerzen jenseits von 90

Das Hohe Alter ist eine Zeit der Schmerzen.

- Tagsüber muss man vor Bewegungen erst Schmerzen überwinden oder sie sitzen an bestimmten Stellen und behindern die Mobilität oder sie wandern im Körper umher, sind zeitlich begrenzt, akut oder chronisch. Nachts entstehen sie oft durch bestimmte Lagen, verschwinden bei Wechsel oder kommen an anderer Stelle wieder. Manchmal ist der Körper eine einzige schmerzende Masse.
- Organbezogen können Schmerzen vom Bewegungssystem ausgehen, von Muskeln, Sehnen und Gelenken, z. B. Schulter-Nacken-Schmerzen oder Ischias. Das ist vom Arzt gut behandelbar, bei Lähmungserscheinungen ist evtl. eine Bandscheiben-Operation nötig. Da sich im Lauf des Alterns die Gelenke versteifen und man auch nicht mehr joggen geht, sondern überwiegend zuhause bleibt, lässt diese Art von Schmerzen jenseits von 90 meist nach.
- Sehr schmerzhaft sind die Wadenkrämpfe, die durch Umschaltungen des Muskelstoffwechsels in den frühen Morgensunden zustande kommen.
- Verschlüsse von Arterien, Herzinfarkt und Schlaganfall, werden meist durch heftige akute Schmerzen angezeigt.
- Entzündungen von Magen, Pankreas, Bronchien und Lungen sind von Schmerzen begleitet.
- Magenschmerzen, Reizmagen, Übelkeit sind im hohen Alter sehr häufig. Da die Verdauungs- und Entgiftungsorgane immer langsamer werden, kann man immer weniger essen, verträgt bestimmte Speisen nicht mehr, kann nur noch wenig oder keinen Alkohol mehr trinken. Isst oder trinkt man zu viel, bekommt man eine Reflux-Ösophagitis: der ätzend saure Magensaft fließt in die Speiseröhre über, die nicht gegen Säure geschützt ist. Eine Mitursache ist, dass auch dieser Ringmuskel schlaff und inkontinent geworden ist.
- Ein typisches Altersleiden sind die sehr quälenden Herpes-zoster-Neuralgien, die auf Schmerzmittel nicht reagieren, aber durch rechtzeitige Impfung verhindert werden.
- Schmerzen durch Tumoren, z. B. Knochenmetastasen bei Prostata-Krebs sind sehr schlimm, Es ist absolut notwendig, ihnen durch Vorsorge-Untersuchungen und rechtzeitige Behandlung vorzubeugen.

Körperschmerzen sind eine unvermeidliche Begleiterscheinung des Alters. Sie sind **Alarmsignale** und zeigen eine Störung an, die unbedingt repariert werden müsste, aber der versagende Körper kann die Mängel nicht mehr reparieren. Zum Ausgleich hat sich die moderne Medizin so hoch entwickelt, dass sie viele Ursachen von Schmerzen rechtzeitig erkennen und die meisten wirksam behandeln kann.

## Ganzheitliches Schmerzverständnis

Die Schmerzen, die durch medizinische Behandlung nicht zu erreichen sind, lassen sich nach den Erkenntnissen der psychoanalytischen Psychosomatik (Sigmund Freud, Franz Alexander, Alexander Mitscherlich) als Ausdruck der **Körpersprache** verstehen. Sie wendet sich an die Umgebung, möchte auf Erlebtes hinweisen oder Wünsche und Nöte mitteilen.

Man muss auf das doppeldeutig, emotional Gesagte hören, um zu begreifen, dass ein Schmerzanfall ein Not- und Hilferuf sein kann. *Eine verwitwete Frau bekam nachts heftige Herzschmerzen und forderte »Der Mann fürs Herz« müsse sofort kommen. Wenn der Kardiologe an ihrem Bett stand, waren die Schmerzen weg*, In einem Gespräch darüber begriff sie, suchte sich einen Partner, den sie lieben konnte, und hatte keine Herzbeschwerden mehr. Wenn man als Kind Schmerzen hatte, kam die Mutter sofort und tröstete.

Trost bei **Seelenschmerz** bekam man seit jeher bei Seelsorgern und bei den Heiligen, bei denen es für jedes Organ und für jede Art von Kummer einen Spezialisten gab. Heute wird das von den Fachärzten erwartet, die aber nur noch für Körperkrankheiten zuständig sind. Man muss also ein körperliches **Präsentiersymptom** vorweisen, um bei einem Arzt vorgelassen und angehört zu werden. Schmerzen sind da gut geeignet. Bei Schmerzen bekommt man beim Zahnarzt sofort einen Termin.

Bedrückende Schmerzen können Ausdruck einer depressiven Stimmungslage sein (larvierte Depression, Schmerzen als Larve einer Depression). Chronische Schmerzen, die mit keinem Fragebogen zu erfassen und an keinem Organ festzumachen sind und bei denen die

Wallfahrten zu Experten und Schmerzzentren nichts bringen und kein Medikament hilft, sind auf archaisch-mythologischer Ebene oft eine deutliche **Anklage an das Schicksal,** das uns die Jugend nimmt und altern und sterben lässt – eine unsäglich schmerzliche, durch nichts zu lindernde Wahrheit.

Der deutsche Philosoph Hans-Georg Gadamer (1900–2002) fasste in seinem **100. Lebensjahr** seine lebenslangen Erfahrungen im Umgang mit Schmerz in einem Vortrag zusammen, Es ist eine moderne Bestätigung der von der Psychoanalyse über hundert Jahre zuvor eingeführten Sichtweise. Er verstand Schmerz nicht als Defizitsymptom oder Makel, sondern als Teil der menschlichen Existenz im Kontext mit der Lebensgeschichte und den persönlichen Erfahrungen. Es sei eine lebenslange Aufgabe, sich damit auseinanderzusetzen, um die Bedeutung seines Schmerzes zu verstehen. Das führe zu tieferem Selbst-Verständnis und zum Wachstum der Person.

**Jenseits von 90 muss man sich sein Leben nach dem Spielraum, den der Körper einem noch lässt, einrichten.** Auf vieles muss man nach und nach verzichten, sich auf eine Vita reducta einstellen.

Leiden und Schmerzen muss möglichst vorgebeugt werden. und die vorhandenen müssen ärztlich behandelt und kontrolliert werden. Behinderungen sind durch Behandlung und technische Hilfsmittel meist gut auszugleichen.

Für den Kräftehaushalt muss man die passende Balance finden. Einerseits muss man selbst üben und alles zu erhalten suchen, was noch geht. Selbständigkeit im Alltag und aufrechter Gang sollten täglich geübt werden. Nur die Übung erhält die Organfunktionen, und wer rastet, der rostet. Andererseits lassen die Kräfte ständig nach. Man ist leichter erschöpft und hat ein vermehrtes Ruhe- und Erholungsbedürfnis, das man ausgleichen muss, bis wie beim Handy die Energiespeicher wieder geladen sind. Aber dann muss man aufstehen und weitermachen.

Die Schraube des Alterns dreht sich unmerklich, aber unaufhörlich weiter. Es ist wichtig, achtsam zu sein für die Signale des Körpers und für die Gedanken und Gefühle dazu, und man sollte zu allem eine gelassen Einstellung finden. Dann kann man trotz Einschränkungen noch ein zufriedenes Leben in hoher Qualität führen.

# Kapitel 2

## Der Kulturmensch und seine natürlichen Vorstufen aus ganzheitlicher Sicht

Der moderne Mensch ist die höchste bisher erreichte Stufe des Menschseins, aber er wird überwiegend belebt und bestimmt von seinen Vorstufen. Ohne diese ganzheitliche Sicht bleibt sein Wesen und sein Verhalten unverständlich.

Um das Wesentliche verständlicher zu machen, wird der moderne Mensch hier als **Kulturmensch** bezeichnet und alle Vorstufen in ihm werden als **Naturmensch** zusammengefasst.

Der moderne **Kulturmensch** trägt Bekleidung, handelt nach seinem freien Willen, denkt und urteilt besonnen und vernünftig, ist gesittet und friedfertig und geht höflich mit anderen um. Er kann seine Affekte beherrschen und auf Unerlaubtes verzichten Seine Triebwünsche erfüllt er sich einvernehmlich mit Partner/innen und im Einklang mit den in seiner Gesellschaft üblichen Normen.

Als **Naturmensch** werden hier zusammenfassend die natürlichen Anteile, Strukturen und Fähigkeiten bezeichnet, die noch nicht von unserem bewussten Willen gesteuert sind, sondern nach den Regeln von Reflexen, Instinkten und archaischen Ritualen automatisch in uns ablaufen. Der Naturmensch ist der Mensch im Schlaf, der nackte Mensch, das Wilde und Ungezähmte in uns, der Ur- und Vormensch und die Relikte aus seinen tierischen Vorstufen. Alle Entwicklungsstadien waren nötig, um das Niveau des heutigen Menschseins zu erreichen. Wie beim russischen Spielzeug *die Puppe in der Puppe* sind Relikte dieser Vorstufen in jedem Menschen verborgen, enthalten und sie sind beteiligt und nötig, um unser tägliches aktuelles Leben aufrechtzuerhalten. Der »Naturmensch« ist also nichts Minderwertiges und Verachtenswertes, sondern er gibt dem Leben die Vitalität, Farbigkeit, emotionale Wärme und Leidenschaft, ohne die der reine Kulturmensch blass und kalt wäre. Die unterschiedlichen

Funktionsebenen wirken miteinander und ergänzen sich zum ganzheitlichen Menschen.

Der Mensch muss **drei Arten von Entwicklung** durchlaufen: Die erste ist die Evolution vom Tier zum Menschen über viele Vorstufen vom Einzeller im Meer über Fische und Amphibien zu Säugetieren, Raubtieren, Menschenaffen bis schließlich zum Homo sapiens (Stammesentwicklung, Phylogenese). Die zweite Entwicklung ist die im Mutterleib, in dem er aus Samen und Eizelle gezeugt und über die Entfaltung von Organen und Funktionen als einzelner Mensch geschaffen wird (Ontogenese). Er durchläuft dabei wieder die Stufen der Stammessentwicklung. Nach der Geburt muss jeder Einzelne vom Säugling über Kind zum Erwachsenen heranreifen und erzogen werden. Er ist dann ein kultivierter Mensch, der sein Leben selbstverantwortlich führen kann. Er erleidet und gestaltet sein Schicksal selbst und macht seine persönlichen Erfahrungen in Kindheit, Adoleszenz, Erwachsenenleben und beginnendem Alter.

Mit 80 fängt dann die Lebensstufe des wirklichen Altseins an, das mit *Jenseits von 90* eine besondere Qualität erreicht.

Die wichtigste Erkenntnis ist, dass im Leben *Jenseits von 90* von vielen Vorstufen etwas erhalten geblieben ist und Relikte mit verborgenen und evtl. gefährlichen Auswirkungen hinterlassen hat. Das zu erkennen macht die Probleme des hohen Alters verständlicher und hilft, sie besser zu lösen.

## Der ewige Kreislauf von Aufstieg und Abstieg

Das sich ständig wiederholende Wechselspiel zwischen Lebens- und Todestrieben, aufbauenden und vernichtenden Kräften, sorgt dafür, dass jeder Entwicklungsschritt wieder rückgängig gemacht wird, jedem Aufstieg nach bestimmter Zeit ein Abstieg folgt. Jenseits von 90 werden in umgekehrter Reihenfolge wie bei der Entstehung Vorstufen wieder durchlaufen. Sie waren wie Riffe beim Hochstand der Vitalität überdeckt und werden in der Ebbe des Alters wieder sichtbar. Dabei können früher sinnvolle Funktionen wieder auftauchen, als Symptom, und oft als Versuch, den Verfall aufzufangen und die Funktion des Organs sicherzustellen; z. B. *sind beim Schlaganfall die Greif- und Hangelreflexe der Baumaffen wieder da. Oder das Herz kann bei Sauerstoffmangel auf anaeroben Stoffwechsel umschalten.* Oder der Krebs ist der Versuch, ein neues Organ zu bilden.

Alle Stufen sind Kreisläufe mit der Tendenz, wieder zu ihren Anfängen zurückzukehren. Auf der frühesten Stufe der Evolution ist es der Drang zum Meer, auf der Stufe der Einzelentwicklung ist es die Sehnsucht, wieder im Mutterleib zu *sein. »Nicht geboren zu werden ist das Beste. ... zu gehen dorthin, woher er kam, das nächstbeste« (Ödipus auf Kolonos),* stellte schon Sophokles (497–406 v. Chr.) fest.

Allnächtlich zieht es uns in das warme Bett wie in einen Mutterleib, geborgen und vor der Welt geschützt. Jedes Erwachen wird wie eine Neugeburt erlebt. In der Altersschwäche möchte man durch zunehmenden Rückzug in das Bett wie im Mutterleib Stärkung finden. Auch die Kultur der höchsten Stufe des zivilisierten modernen Menschen wird alltäglich als unbehaglich empfunden und kann im Streit oder im Krieg vollends verlorengehen (vgl. Freud, 1930a).

Im hohen Alter wird der Kreislauf des Lebens vollendet und man nähert sich auf verschiedenen Ebenen wieder den Ursprüngen und Anfängen.

## Gefahrbringende Vorstadien für Hochaltrige

### Einzeller im Meer: Zellen und Körpersäfte

Auf der Ebene der Zellen und Moleküle und der flüssigen Kommunikationssysteme Blut, Lymphe, Hormone, Botenstoffe, Immunsystem, Infektabwehr und Entgiftung bestehen im höheren Alter große Gefahren. Ein Beispiel ist das Corona-Virus und die Grippe-Epidemien, die uns elend und krank machen, unser Leben einschränken und bedrohen. Für Jüngere harmlose Varianten, können sie für Hochaltrige mit geschwächtem Immunsystem anhaltendes Fatigue-Syndrom bewirken oder tödlich sein. Oder die Viruskrankheit Herpes zoster.

Wir können besser verstehen, was im alten Körper abläuft und worauf wir achten müssen, wenn wir wissen, dass wir in der frühesten Stufe unserer Entstehung **drei Milliarden Jahre lang als Einzeller im Meer** gelebt haben und deshalb unser Körper aus Zellen besteht und von Flüssigkeiten reguliert wird. Erst vor 700 Millionen Jahren entstanden dann im Meer Vielzeller, die sich zu immer differenzierteren Organen wie Verdauungssystem für die Nahrung, Kiemen für den Sauerstoff, Nieren und Harnwege für Flüssigkeitsregulierung und Entgiftung, Herz- und Kreislauf für den $O_2$-Transport zu allen Organen zusammenschlossen.

Die Vorgänge auf diesem frühesten Funktionsniveau sind weit weg von unserem Bewusstsein und wir können sie nicht direkt wahrnehmen und beeinflussen. Man ist auf ärztliche Untersuchungen, Laborbefunde, Isolierung, Immunisierung, Impfungen und Medikamente angewiesen. Erst durch Antibiotika sind wenigstens die bakteriellen Folgekrankheiten behandelbar geworden. Die sorgfältige Behandlung von Entzündungen ist auch deshalb wichtig, weil manche Forscher das Altern überhaupt als Folge vieler Entzündungen ansehen. Krebskrankheiten entstehen ebenfalls ursprünglich aus Störungen in Körperzellen und wachstumsregulierenden Systemen.

### Landgang unter Vorbehalt

Vor **300 Millionen Jahren**, im Kambrium, ging ein Teil unserer tierischen Vorfahren an Land. Aus Amphibien und Kriechtieren wurden Landtiere, die statt mit Kiemen aus dem Meer den Sauerstoff mit Lungenatmung aus dem Luftmeer holten und statt mit Flossen sich mit Gliedmaßen fortbewegten. Manche Säugetiere wie Wale und Delphine zog es später wieder ins Meer zurück.

Wir kommen aus dem Meer und sind überwiegend noch Wasserbewohner geblieben. Der menschliche Körper besteht zu 80 Prozent aus Wasser. Jede Körperzelle ist ein Flüssigkeitsbläschen, und wenn sie nicht von einer Haut umgeben wäre, wie auch jedes Organ und der gesamte Körper, würden wir zerfließen wie ein Schneemann an der Sonne. Wir haben das Meer sogar in uns aufgenommen, denn das Blut hat die gleiche Zusammensetzung und enthält die gleichen Mineralien (Na, Cl, K, Ca) wie Meerwasser.

## Folgerungen für *Ältere*

Ältere neigen zu Austrocknung. Sie trinken zu wenig, weil sie keinen Durst mehr spüren und weniger Antrieb haben. Man sollte auf Austrocknung testen: mit zwei Fingern an Handrücken oder Unterarm eine Hautfalte hochheben; wenn sie stehenbleibt, ist man ausgetrocknet und muss mehr trinken, Der Urin muss hell und klar sein. Wenn er dunkel oder trübe ist, muss man mehr trinken und wenn es bleibt, zum Arzt gehen. Da wir Wasserwesen sind und in uns alles fließt, müssen wir unseren Körper feucht und im Fluss halten. etwa 1½ Liter Wasser am Tag sollten wir trinken. Bei Neigung zu Ödemen (z. B. infolge Herzschwäche oder Nierenproblemen) muss die Trinkmenge mit dem Arzt abgestimmt werden.

Man sollte täglich Duschen, öfter Baden und Schwimmen so oft es möglich ist. Der allgemeine Drang, Urlaube am Meer, an Seen oder Flüssen zu verbringen sowie Bäder, Pools und Whirlpools zu nutzen, ist uns als gutes Relikt geblieben. Das sportliche Tauchen bringt beglückende Erlebnisse, ist aber leider bei Hochaltrigen riskant.

## Das Gehen wird zum Balanceakt

Mit der Bezeichnung *Altersphase der Hinfälligkeit und Gebrechlichkeit* ist eine Hauptgefahr des hohen Alters benannt. Man wird kleinschrittig, schlurft, neigt zum Stolpern und Straucheln, verliert schnell das Gleichgewicht und stürzt. Ein unglücklicher Sturz ist oft der Anfang vom Ende. *Man stirbt unmittelbar infolge Hirnblutung oder Hirnhautblutung (Subduralhämatom) oder man muss wegen Knochenbrüchen (z. B. Oberschenkelhalsfraktur) operiert werden, braucht Reha oder wird auf Dauer pflegebedürftig.* Die Gebrechlichkeit wird durch die häufige Osteoporose verschlimmert. Die Bettlägerigkeit zieht dann das Versagen anderer Organsysteme nach sich, die voneinander abhängig sind, das Multiorganversagen bedeutet dann das Lebensende. Auch Verwirrtheit und Demenz können durch den Schock eines Sturzes ausgelöst werden. Die meisten kommen nach einem schweren Sturz nicht mehr nach Hause, können ihr gewohntes Leben nicht mehr fortsetzen.

## Die Überlegenheit des Homo erectus

Die Ursache ist, dass im hohen Alter die menschliche Fähigkeit zum aufrechten Gang verlorengeht. Vor drei Millionen Jahren wurden die Primaten (Menschenaffen) zu Vormenschen, **vor zwei Millionen Jahren** wurde der Homo erectus fähig, sich aufzurichten und sich im aufrechten Gang zu bewegen. Das brachte enorme Vorteile. Während die Vierfüßer nur in einem kleinen Revier leben und Jagen konnten und sich am Boden durch Geruchssinn, Schnüffeln (Hunde), Wärme oder Bodenerschütterungen orientierten, konnte der Zweifüßer die Savanne **bis zum Horizont überblicken** und von weitem Beute ausmachen und Gefahren erkennen. Der Zweibeiner war zu einem Lauf- und Fluchttier geworden, das weite Wanderungen unternehmen, Angreifen und Jagen oder auch vor Raubtieren und vor seinen Feinden fliehen konnte. Er lernte aber auch, seinen Weg zu planen und gezielte Wandrungen zu unternehmen.

Ein wichtiger Sprung zum Menschen ergab sich daraus, dass die Vorderpfoten nicht mehr zum Gehen gebraucht wurden, sondern für die Entwicklung und Anwendung von Waffen und Werkzeugen frei verwendet werden konnten. **Die Hand des Menschen** wurde zu höchsten handwerklichen Leistungen und zum Ausdruck von Gefühlen fähig.

Das hochkomplexe System von Instinktkreisen und Reflex-Makros, das durch Selbstregulation automatisch die Balance bewirkt (Homöostatisches System), geht im hohen Alter durch Schwund der entsprechenden Hirnzellen wieder verloren. Wir entwickeln uns zurück auf die Vorstufen und können am Ende nur noch Kriechen oder im Bett liegen.

## Der Sog der Erde – die Schwerkraft

Wenn der Abbau des stabilisierenden Systems durch Schwinden der entsprechenden Hirnzellen weiter fortschreitet und die Kraft nachlässt, sind das Aufrechterhalten und das Aufrichten aus gebückter Haltung nicht mehr möglich. Wir fallen in das Stadium des Vierfüßlers zurück. Die Haltung ist gebeugt, der Kopf geneigt, der Blick ängstlich zum Boden gerichtet, um Hindernisse zu erkennen. Die Augen müssen ständig kontrollieren, eine ausreichende Beleuchtung ist sehr wichtig.

In diesem Stadium erfolgt die Orientierung nicht mehr mit dem Überblick der Augen bis zum Horizont, sondern durch sich Entlangtasten oder -hangeln an Möbeln, Wänden, Türgriffen, bis das rettende Bett erreicht ist. Wir brauchen dann Gehhilfen, je nach Grad der Behinderung vom Stock bis zum Rollstuhl.

Leider verlieren gleichzeitig auch unsere Hände ihre menschlichen Privilegien. Dafür stehen sie wieder als Vorderpfoten zur Verfügung. Es ist sehr hilfreich, das einzusehen und die Hände als Gehhilfen zu nutzen, z. B. indem man beim Treppensteigen eine Hand immer zum Abstützen bereithält und nur mit der anderen etwas trägt, was herunterfallen kann.

Die Schwerkraft, die wir im Erwachsenenleben durch Reflexe ausgleichen, sodass wir automatisch gehen, Treppen steigen, klettern, tanzen, springen können, wird im hohen Alter zum mächtigsten Gegenspieler des autonomen Menschen. Es ist eine gewaltige physikalische Kraft, die ins Erdinnere zieht, alle Gegenstände und uns selbst zu Boden fallen lässt, unseren altersgeschwächten Körper zum Bücken und Hinlegen zwingt, uns stürzen lässt und das Aufrichten und Aufstehen verhindert.

Das Liegen und der Sog zur Erde gehen oft mit niedergeschlagener Stimmung einher und bedeuten auch ein Darniederliegen der Lebensgeister. Konnte man dann endlich aufstehen und befindet sich in aufrechter Haltung, stellt sich sofort eine Stimmung von Überlegenheit, Aufmerksamkeit, Vitalität und Tatendrang ein. Man kann also durch Aufstehen seine Vitalität und seine Stimmung selbst in den Bereich der Überlegenheit des aufrechten Menschen bringen und sich dabei viel besser fühlen.

## Ratschläge zur Sturzvermeidung

Im hohen Alter findet ein ständiger Kampf zwischen Aufrechthalten und den mit Sturzgefahr verbundenen Vorstufen statt. Die Aufgabe ist, den aufrechten Gang mit Blick in Augenhöhe zu erhalten, solange es geht. Das bringt die Vorteile des Sehens, bringt Überblick und Weitblick. Es stärkt das Selbstgefühl, noch die Kontrolle zu haben und seine Autonomie noch wahren zu können.

Man sollte immer versuchen, das Gefühl des normalen Gehens wiederzufinden, indem man mit erhobenem Blick, etwas größeren Schritten und normalen Armbewegungen sich im Rhythmus bewegt. Vorsichtig und nicht zu schnell, denn die Sturzvermeidung hat dabei aber absoluten Vorrang. Man muss bei jedem Schritt das Gleichgewicht fühlen, den Schwerpunkt immer etwas vor dem Körper haben. Eine häufige Sturzursache ist, dass Hochaltrige sich aus Angst gern nach hinten neigen, als ob sie getragen werden wollten, und dann rückwärts wegkippen.

Die Balance muss im hohen Alter jeden Tag geübt werden:

Beim Aufstehen vom Liegen oder Sitzen muss man sich deutlich nach vorne beugen, weil man damit den eigenen Schwerpunkt über den Erdmittelpunkt bringt. Das Aufrichten geht dann durch Strecken des Körpers leicht und sicher.

Beim Gehen sollte man einen Stock als drittes Bein benutzen. Eine Hand sollte wieder als Vorderpfote genutzt werden und immer zum Abstützen bereit sein, nur die andere darf etwas tragen. Beim Treppensteigen soll immer eine Hand als Laufhilfe mit dem Geländer Kontakt haben.

Gewarnt werden muss vor Alkohol, da dieser länger im Körper bleibt, weil die Entgiftungsorgane im Alter langsamer arbeiten. Man ist dann schon bei geringen Mengen »sturzbetrunken«.

## Die schädlichen Folgen der Zivilisation

Zu den häufigsten Leiden jenseits von 90 gehören Bluthochdruck, Erstarrung und Verengung der Arterien (Arteriosklerose), Herzschwäche, Überzuckerung (Diabetes), erhöhte Blutfette (Cholesterin u. a.) sowie Übergewicht (Adipositas).

Sie werden auch die **heimlichen Killer** oder heimlichen Altmacher genannt, denn sie bleiben jahrzehntelang unerkannt und führen in dieser Zeit, wenn unbehandelt, dann zu schlimmen und nicht mehr behandelbaren Zerstörungen vieler Organe und zu Siechtum und vorzeitigem Tod. Sie heißen *Zivilisationskrankheiten, weil sie erst durch die vor 20.000 Jahren erfolgte Zivilisierung, dem Übergang vom Laufen und Jagen zur Sesshaftigkeit entstanden sind.*

## Vom Prärieläufer zum Gärtner und Haus- und Hofbesitzer

In der **Jungsteinzeit vor 20.000 bis 10.000 Jahren** hatten die Menschen gelernt, Getreide und Obst anzupflanzen sowie Tiere zu zähmen und als Haustiere zu halten, Sie konnten ihre Lebensweise als Nomaden, Jäger und Sammler aufgeben, trieben jetzt Ackerbau und Viehzucht, konnten an einem Ort bleiben und sich geschützte Häuser und Ställe bauen. Sie mussten nicht mehr den ganzen Tag über auf den Beinen sein, sondern wurden sesshaft, hatten ein Zuhause, konnten ruhig sitzen und sich bei Bedarf ihre Nahrung aus dem Garten und dem Stall holen. Sie hatten Betten und konnten bequem liegen.

Der moderne Mensch hat das Laufen aufgegeben und ist lieber zu der bequemen, sitzenden und liegenden Lebensweise übergegangen. Wir sitzen zuhause, im Auto, in der Bahn, im Büro, im Flugzeug, wir bewegen uns sitzend rund um die Welt. Der Bewegungsmangel hält Kreislauf und andere Organe nicht mehr in Schwung; die für die seit Millionen Jahren gewohnten Laufleistungen produzierten Mengen an Blutfetten werden nicht mehr verbraucht und vergiften das Blut. Wir leben wie im Schlaraffenland mit unbegrenzter Nahrungszufuhr und zu viel Fett und Zucker. Der Körper wird fett und übergewichtig, die Muskeln werden schlaff.

## Tipps für eine natürliche Lebensweise

Um Zivilisationskrankheiten zu heilen, muss man auch noch *Jenseits von 90* soweit möglich wieder zu der Bewegungsaktivität von vor der Sesshaftigkeit zurückkehren. Bleiben Sie auf den Beinen körperlich wie geistig. Gehen Sie täglich mit Ihrem Hund spazieren – auch wenn Sie gar keinen haben!

Gehen Sie zu Vorsorgeuntersuchungen. Achten Sie auf Ihre Risikofaktoren, lassen Sie diese behandeln und tun Sie selbst etwas dagegen. Die beste Methode Diabetes zu vermeiden, ist so zu leben, als hätte man ihn schon – also keinen Zucker in den Kaffee und weniger Süßigkeiten. Um Gichtanfälle zu vermeiden, muss man weniger rotes Fleisch und Innereien essen. Der Körper braucht eigentlich kein Fleisch mehr, maßvolle vegetarische Kost und Fasten sind gut. Um Leber, Niere und Pankreas zu schonen, sollte man weniger Alkohol trinken. Mehr Bewegung ist für alles gut, aber es müssen auch genügend lange Ruhezeiten zur Routine werden.

## Kulturmenschlicher Umgang mit Hochaltrigen

Liebevoller Umgang, Achtung und Betreuung sind auch heute noch der Grundtenor zwischen den Generationen. »*Du sollst Vater und Mutter ehren (vierte Gebot), auf dass Du lange* lebest und es Dir wohlergehe« (Lutherbibel, 5. Mose, 5,16). Da die Menschen heute aber 20 Jahre länger leben, ist eine so lange Betreuung unrealisierbar und unzumutbar. Töchter, die das am häufigsten auf sich nehmen, kommen in Gefahr, dass darüber ihr eigenes Leben, Partner, Familie, Interessen zu kurz kommen. Man sollte dann gemeinsam nach einer einvernehmlichen Entlastung – als Ergänzung, aber nicht als Ersatz eigener Zuwendung und Besuche – durch ambulante Pflegedienste, Betreuerin oder in einem Heim suchen.

Der Zeitgeist legt nahe, alles von der Jugend zu erwarten, und dementsprechend werden Alte natürlicherweise ganz von selbst ausgegrenzt. Man wohnt nicht mehr unter einem Dach und oft weit entfernt voneinander, sodass Besuche und Kontakte schwieriger sind. Die freundliche, interessierte Zuwendung und das entspannte Miteinanderreden ohne Zeitdruck kommen nur noch selten zustande. In Gesellschaften wenden Jüngere sich ab, kommunizieren nur unter sich. Sie haben nicht die Geduld, Schwerhörigen und Begriffsstutzigen zuzuhören. Man nimmt sie nicht mehr ernst, hält sie für dement, bevormundet und wenn möglich entmachtet man sie. Man hat keine Zeit, fühlt sich von Terminen bedrängt. Das ist das natürliche Verhalten Jüngerer und wiederholt sich in jeder Generation. Realistisch gesehen kann das aus guter Absicht geschehen, aber entscheidend ist, wie die Alten das erleben.

Viele Hochaltrige fühlen sich alleingelassen, nicht geehrt und geliebt. Sie sind traurig und enttäuscht, denken mit Wehmut an vergangene Zeiten. Viele fallen leicht in die natürlichen Vorstufen zurück, erleben sich und die anderen nicht mehr als Kulturmenschen. Sie fühlen sich verletzt, missachtet und beleidigt, und sinnen auf Rache. *Dem liegen Assoziationen an die jahrtausendealte Tradition zugrunde, als Alte aufs Altenteil mussten, damit die Kinder auf dem Feld arbeiten konnten. Immerhin mussten sie die Enkel hüten und durften diesen Märchen erzählen und Erfahrungen weitergeben.* Manche verbittern und verzweifeln oder werden misstrauisch und sehen ihre Nachkommen als Feinde an. Sie verlieren ihre Gelassenheit, werden zornig und fangen an zu streiten oder gar zu prozessieren. Sie denken nicht mehr sachbezogen, sondern sind auf affektbezogenes Denken zurückgefallen. Wenn dann noch ihre Urteilskraft nachlässt, lassen sie sich leichtgläubig zu nachteiligen Veränderungen ihrer Lebens- und Vermögenssituation überreden oder fallen auf den Enkeltrick von Betrügern herein.

Kulturmenschliches Verhalten ergibt sich, wenn man sich in die Situation und die Bedürfnisse der Alten hineinversetzen kann. Diese brauchen vor allem das ruhige und harmonische Beisammensein ohne Zeitdruck. Sie möchten angehört werden und für ihre Probleme Verständnis, vernünftigen Rat und tätige Hilfe finden. Sie sehnen sich nach körperlicher Nähe und möchten vor allem die Enkel auch mal umarmen und mit ihnen schmusen dürfen.

Hochaltrigen geduldig zuzuhören kann sehr interessant und amüsant sein. Sie erzählen gern Geschichten und bringen auch pantomimisch und mit Humor ihre wesentlichen Probleme zum Ausdruck.

Wichtig ist, dass man selbst Gelassenheit und gute Stimmung vermittelt, sich nicht auf Provokation, Aggression oder Jammern einlässt, nicht widerspricht und es ausreden will, sondern in normalem, freundlichem Ton weiterspricht. Der Ton bestimmt die Stimmung und den weiteren Verlauf der Begegnung.

Inhaltlich sollte man helfen, gute Beziehungen zur eigenen Familie und anderen Beziehungspersonen zu pflegen, und man sollte bei sachlichen Fragen wie z. B. Testament, Patientenverfügung und Bankvollmachten helfen, einvernehmlich gute Lösungen zu finden. Es ist gut darauf zu achten, dass Hochaltrige es nicht ertragen, wenn etwas über ihren Kopf hinweg entschieden wird, sondern dass sie respektiert sein wollen und auf ihre Autonomie größten Wert legen.

Die bisherigen drei Beispiele zeigen Stufen aus den animalischen Stadien der Entwicklung des Körpers, die *Jenseits von 90* beim Abbau wiederauftauchen und bei Nichtbeachtung zu Alterungskaskaden und vorzeitigem Tod führen.

Die Beispiele zeigen Probleme aus archaischen Vorstufen. Die Höherentwicklung mit Integration der Vorstufen ist ein fließender Prozess, für den sich in den Veränderungen der letzten Lebensphase Ansätze andeuten. Z. B. gibt es seit Jahrzehnten immer mehr Menschen *Jenseits von 90*, die eine gelassene, überlegene Haltung haben und mit ihren Problemen zurechtkommen. Sie können ihre Sehnsucht nach Nähe und Kontakt zu Kindern, Familie und vertrauten Personen durchaus erfüllen und finden auch Gelegenheiten, um mit geeigneten Personen in Ruhe über ihre Probleme zu sprechen und sich vernünftigen Rat zu holen.

# Kapitel 3

## Die grauen Zellen und das Stirnhirn – der Durchbruch zum Menschen

Der moderne Mensch konnte erst mit der Entwicklung seines einzigartigen Gehirns entstehen und neuartige Fähigkeiten entwickeln, die kein Tier hat.

Schon vor etwa 25 Millionen Jahren begann ein Neuhirn (Neocortex) das Gehirn mit einer grauen, zellreichen Schicht wie eine Rinde zu überlagern und Leitungs- und Steuerungsfunktionen zu übernehmen, während die Axionen der weißen Substanz für schnelle Übermittlung und Weiterleitung sorgen. Die einfacheren Tiergehirne wie Reptiliengehirn und Vierfüßergehirn wurden zunehmend von der grauen Hirnrinde reguliert, die heute das gesamte Gehirn überzieht.

Das Stirnhirn (Frontalhirn) wurde dann zur vorläufigen Krönung der Evolution und wird auch als *Ort der Zivilisation* bezeichnet. Der Geist gewann die Oberhand über den Körper. Die neuen Fähigkeiten Bewusstsein, Sprache, Sozialsinn, Vernunft, Urteilsvermögen, Selbstkritik, Gewissen unterscheiden uns von den Tieren, und der Prozess ist nicht abgeschlossen (vgl. Kapitel Höhenwanderung).

### Das alternde Gehirn – Vergesslichkeit durch Schwund von Gehirnzellen

Das menschliche Gehirn verfügt über Milliarden von Zellen, die durch Synapsen, Botenstoffe und Hormone verbunden sind. Im Laufe des normalen Altersabbaus schwinden immer mehr Gehirnzellen und Synapsen und es kommt zu Vergesslichkeit und zu Orientierungsproblemen. Man vergisst Telefonnummern, Namen, Zeit und Orte und man verwechselt Termine. Das Neugedächtnis lässt nach, man weiß nicht mehr, was man eben getan hat, wo man die Brille, das Handy, das Hörgerät, den Haustürschlüssel abgelegt hat. Vergessen, Verlegen, Verwechseln gehören im Alter zum Alltag. Das Meiste findet sich wieder und die Lebensführung wird nicht nachhaltig beeinträchtigt.

Leider sind die Ängste weitverbreitet, dass auch die normale Vergesslichkeit, die jeden betrifft, immer der Anfang einer schrecklichen Alzheimer-Demenz sei. Viele geraten deshalb in unbegründete Panik und Depression. *Z. B. wurde Gunter Sachs depressiv und nahm sich das Leben, als er sich Telefonnummern nicht mehr merken konnte.*

Krankhaft ist es erst dann, wenn man auf Dauer die Zeit, den Ort und die Personen, mit denen man lebt, nicht mehr kennt, sowie Sprachveränderungen und bizarre Fehlhandlungen auftreten; z. B. man vergisst, wie man den Herd bedient, dreht den Gashahn nicht zu, legt die Socken in den Kühlschrank, benutzt die Zahncreme als Gesichtssalbe oder macht im Winter barfuß einen Waldspaziergang.

## Neugedächtnis – aufnehmen oder abweisen

Etwas vergessen ist nicht einfach nur der Ausfall einer Funktion, sondern ein aktiver Vorgang. Der Wortteil »essen« weist auf die Parallele zur Ernährung hin. Die geistige Nahrung, was man eben erlebt hat und aufnehmen soll, muss ebenso wie die Nahrung des Körpers geprüft werden, ob sie verwertbar ist. Das Nährende wird aufgenommen, verdaut und verwertet, das nicht Genießbare oder Giftige wird abgelehnt, das im Körper nicht Verwertbare wird – analog den Fäkalien – ausgeschieden und »vergessen«.

So wie ältere Menschen weniger essen können, so kann auch ihr geschwächtes Gehirn weniger Eindrücke aufnehmen und verarbeiten. Das Neugedächtnis möchte sich den Aufwand des Merkens und Einordnen in das vielschichtige Gedächtnissystem ersparen, wenn es zu viel ist. Wie bei Grenzkontrollen prüft das Neugedächtnis zuerst einmal, ob die Aufnahme sinnvoll und berechtigt ist.

*Wenn man vergisst, was man gerade wollte, hat man es sich vielleicht noch gar nicht gemerkt. Man muss dann Geduld haben und ruhig bleiben. Wenn das Neue von der Grenzkontrolle als wertvoll erkannt und ihm grünes Licht gegeben wird, fällt es einem wieder ein.*

## Kreativer Umgang mit Vergessen

Das alltägliche Suchen nach Brille, Hörgerät und Schlüsseln sollte nicht panisch, hektisch, kopflos, sondern ruhig und besonnen erfolgen, wie es dem Reifungsgrad Hochaltriger entspricht.

*Zuerst sollte man nachdenken, wo man den Gegenstand zuletzt gesehen hat und dorthin gehen. Es hilft auch, wenn man den Zeigefinger zur Geste* ***Achtung!*** *erhebt, denn das schaltet reflexhaft ein archaisches Suchsystem ein.* Nach zwei bis drei Suchgängen sollte man aufhören und sich mit etwas anderem beschäftigen. Irgendwann später sieht man den gesuchten Gegenstand auf einmal da, wo er normalerweise liegt – man war blind an ihm vorbeigelaufen.

Hochaltrige finden oft kreative Lösungen, wie Ersatzbrillen griffbereit neben dem PC und einen zweiten Haustürschlüssel immer im Portemonnaie zu haben. Sie befestigen lange, bunte Schnüren oder Bänder an Schlüsseln, damit man diese in der Tasche und im Schnee findet. Man hat eine zweite Brieftasche mit Duplikaten der Kreditkarten und Dokumente, und man entdeckt auch die *App* ***Wo ist?****, mit der man auf dem Handy wichtige Gegenstände leicht wiederfindet.* Man muss nur eine Art Münze (tag) ins Portemonnaie legen oder am Schlüsselbund befestigen und wird dann über GPS auf einer Landkarte und akustisch zum gesuchten Objekt hingeleitet.

## Altgedächtnis – Bewahren der Vergangenheit – Archiv der Lebensgeschiche

Das **Altgedächtnis** – Bewahren der Vergangenheit – bleibt lange erstaunlich gut erhalten und Erinnerungen von früher sind lebendiger als die Gegenwart. Es lässt dann allmählich nach und zwar nach dem Gesetz, dass das zuletzt Erworbene am ehesten wieder vergeht. So weiß man anfangs z.B. erst seine aktuelle Adresse nicht mehr und bei weiterem Abbau hält man dann seine Angehörigen für fremde Menschen und kann sich schließlich nur noch an Schulzeit und Ursprungsfamilie erinnern.

Die Gegenbewegung zum Vergessen ist der Wunsch, in einer als beglückend erlebten Vergangenheit zu verharren und das »The times they are a-changing« (Lied von Bob Dylan) zu verleugnen. Viele der jetzt über 90-Jährigen lehnen alles Moderne wie PC, Emails und Handy ab, benutzen es nicht. Sie blenden die Gegenwart mit ihren zeitbedingten Veränderungen aus und behalten nur die vermeintlich gute alte Zeit in Erinnerung.

Eine ältere Dame fuhr stolz und glücklich in einem Oldtimer-Cabrio durch eine Einbahnstraße – in falscher Richtung. Als ich sie erschrocken darauf aufmerksam machte, sagte sie: »Hab ich noch gar nicht gemerkt. War doch immer mein gewohnter Weg ins Büro, da war keine Einbahnstraße.«

Das Altgedächtnis hat die Vergangenheit gespeichert, alles was man im Lauf seines Lebens erlebt hat. Im Verlauf der Abbauprozesse gehen die Erinnerungen rückläufig in immer frühere Zeiten zurück. Zuerst betrifft es nur die Gegenwart. Man weiß nicht mehr, wo man wohnt, findet nicht den Weg nach Hause, kennt aktuelle Personen nicht mehr. Dann glaubt man sich in der Zeit der jungen Ehe und des Berufs, und dann ist man nur noch in der Schulzeit und erinnert die Namen der Lehrer und Mitschüler. Das wird oft als Beweis für ein besonders gutes Gedächtnis gesehen, ist aber das Gegenteil davon. Man bewahrt nur noch die früheste Vergangenheit, hat aber alles Spätere und die Gegenwart vergessen.

## »Glücklich ist, wer vergisst«

Wenn mit starken Affekten verbundene Ereignisse der Lebensgeschichte wie Kriegstraumen, Traumata oder Verluste von Personen in einer Periode stattfanden, die in einer inzwischen rückläufig vergessenen Zeit erfolgt waren, bringt das oft auch die emotionale Tilgung von belastenden Affekten mit sich. *Ein Vater reagierte auf den Unfalltod von Lieblingssohn und Enkel jahrelang mit unerträglichem Schmerz und großer Wut gegen die Unfallverursacher. Als sein Gedächtnis an diese Zeit später geschwunden war, vergaß er den Unfall und die darauf bezogene Wut, wurde emotional ausgeglichen und erlebte sich als jungen Mann, der heiter Geschichten von damals erzählen konnte.*

## Kultiviertes Vernunftdenken und natürliches Reflexdenken im Alltag

Für viele Symptome des Altersabbaus schafft der Körper zwar die Voraussetzungen, aber sie sind in Wirklichkeit Ausdruck von unbewussten Wünschen und Gefühlen. Man vergisst zwar mehr als in jüngeren Jahren, aber was und wann man es vergisst, hat oft einen verborgenen Sinn.

Auch die edelsten, exklusiv menschlichen Fähigkeiten unseres Gehirns werden von Motiven aus primitiveren Vorstufen ständig kommentiert und in Frage gestellt. Im täglichen Wachleben und im Umgang mit Anderen nutzen wir zwar das kultivierte Gehirn, das über Bewusstsein, Sprache, gesittetes Verhalten und Vernunftdenken verfügt, aber unbewusst ist das selbstbezogene natürliche Denken immer bereit, sich einzumischen. Der Naturmensch in uns (vgl. Kap. 2) möchte sich im Alltagsverhalten ständig seine egoistischen Triebe und Wünsche direkt erfüllen. Das geschieht über Reflexe und Instinkte, sofort und spontan, ohne und sogar gegen unseren Willen. Unser Verhalten wird unbewusst überwiegend davon bestimmt. Das Wilde in uns ist immer bereit, das kultivierte Verhalten lustvoll zu durchbrechen und aus dem Dunkel ins Licht zu treten. Das kommt bei jeder Begegnung von Menschen, im Gespräch, im alltäglichen Verhalten und in den Fehlleistungen und in Tagträumen des Alltags zum Ausdruck.

## Vergessen aus allzu menschlichen Gründen – Freud'sche Fehlleistungen

Sigmund Freud hat in seinen ersten, die Psychoanalyse begründenden Werken *Die Traumdeutung* (1900) und *Zur Psychopathologie des Alltagslebens* (1901) zahlreiche Beispiele dafür beschrieben. Das hat damals die Welt verändert und es würde sich sehr lohnen, das wieder in Erinnerung und ins öffentliche Bewusstsein zu bringen.

Die häufigsten und bekanntesten sogenannten Freud'schen Fehlleistungen sind das Vergessen und das Verlegen und Verlieren von Gegenständen; Weitere sind Sich-Versprechen, Verhören, Verschreiben, Vergreifen, Fehltritte usw. Sie geschehen nicht zufällig, sondern aus der unbewussten Absicht, seine verdrängten, aber wahren und eigentlichen Meinungen und Wünsche zum Ausdruck zu bringen. So vergisst man eher Namen von Menschen, die einem unsympathisch sind.

> Ein Mann, der zur Ehrung seines ungeliebten Nachfolgers eigentlich sagen sollte, »Ich bin nicht geneigt (geeignet), die Verdienste meines geschätzten Vorgängers zu würdigen«, sagte stattdessen, »ich bin nicht geneigt…« und verriet damit seine wahre Meinung. (Freud, 1901b, S. 27)

Die drängenden Probleme älterer Menschen fanden nach Freud oft in Fehlhandlungen ein Ventil: *Ein Mann, der seine Frau verloren hatte, wies durch Umwerfen und Zerbrechen kostbarer Vasen darauf hin, dass er sich am Tod seiner Frau schuldig fühlte. Eine Frau vermied nach dem Tod ihres Mannes alles, was sie an alt, grau und Tod erinnerte, und zeigte damit ihre eigenen Ängste vor Altern und Tod.* (ebd., S. 239) Häufige Fehlleistungen waren das Verwechseln von Zeiten und das Zurückdatieren in eine Zeit, als der/die Verstorbene noch lebte und man selbst noch jünger war.

Die Ambivalenz in der Beziehung zwischen Ehepartnern und den Generationen war natürlich auch in Freuds Zeiten ein Thema.

> So reichte eine magenkranke Frau ihrem Mann statt des von ihm erbetenen Senfs ihre bitteren Magentropfen. Ein Arzt verschrieb seiner Mutter mehrfach Medikamente in gefährlich hoher Dosis. Ein Vater, der sich anscheinend sehr über den Besuch seiner Kinder und Enkel freute, »sagt beim Abschied so recht gefühlvoll: ›Von nun an hoffe ich euch *noch seltener* zu sehen als bisher.‹« (ebd., S. 121)

Bei Freuds Beispielen wurden oft Gefühlskonstellationen aus der Kindheit wiederbelebt. Versprecher wie *»meine Mutter«* statt meine Frau oder *»mein Bruder«* statt mein Mann, zeigen, dass man unbewusst seine Frau als seine Mutter, den Ehemann als seinen Bruder erlebt. Bei einer älteren Dame zeigte sich durch eine solche Fehlleistung die *Wunschfantasie vom Tod des Bruders, nach dem sie dann die einzige Erbin wäre.* Die Assoziationen ergaben, dass sie schon als Kind erwartete, dass der Bruder sterbe und *ihr allein die Liebe der Eltern* gehöre.

## Gute, altruistische Wünsche und Wirkungen

Freud hat mit vielen Beispielen nachgewiesen, dass die Motive für Fehlhandlungen nicht nur Egoismus, Neid, Gehässigkeit und Niedertracht sind, sondern ebenso auch gute, menschliche, altruistische Wünsche sein können. *Das »altersbedingte« Stolpern, Taumeln oder Stürzen kann als Selbstbestrafung aus Gewissensgründen erfolgen, das Umwerfen von Gläsern und Vasen kann den unbewussten Sinn eines Dankopfers für die Genesung einer geliebten Person oder eines Bittopfers haben, um Unheil abzuwenden und das Schicksal zu erweichen (wie in Wallfahrtskirchen).*

Die Vergesslichkeit ist oft auch Ausdruck des Wunsches nach Nähe. »Wer bei einem Arzt einen mitgebrachten Gegenstand, wie Zwicker, Handschuhe, Täschchen vergisst, deutet damit an, dass er sich nicht losreißen kann und gern bald *wiederkommen möchte.*« (Freud, 1901b, S. 239)

Eine wertvolle soziale Wirkung von Fehlleistungen ist nach Freud die, Spannungen in Beziehungen zu vermindern, Egoistische, intime, peinliche Wünsche, z. B. bei Familienangehörigen, zu begreifen und zu verstehen – sie bewahre die Besonnenheit und wende die Gefahr von Krisen ab. Verstehen bedeutet meist auch zu verzeihen. Das regt zum Nachdenken darüber an, ob das vom heutigen Zeitgeist der radikalen Aufklärung gebotene Ausdiskutieren von Konflikten oder die natürliche Regulierung über Fehlleistungen der bessere beziehungsstabilisierende und reifungsfördernde Weg ist.

# Kapitel 4

## Fehlleistungen *Jenseits von 90*

Fehlleistungen kommen heute in vielen Ländern zunehmend vor, denn die Zahl von Menschen, die eine höhere Lebensdauer erreichen, steigt von Jahr zu Jahr an. Da bei diesen die körperliche Fitness und geistige Wachheit ca. 20 Jahre länger erhalten bleiben, entsteht die historisch erstmalige Situation der um zwei Jahrzehnte längeren Reifung der Person und entsprechend höherem Reifungsgrad. Viel mehr Hochaltrige als früher werden introspektiv, halten Lebensrückschau, suchen ihre eigentliche Identität. Die Tagträumereien und Fehlleistungen des Alltags sind für die Selbsterkenntnis von großer Bedeutung, und es geht auch heute noch überwiegend um die gleichen menschlichen Probleme wie zu Zeiten Freuds. Es lohnt sich, wieder darauf zu achten, die verborgenen wahren Ursachen vieler Konflikte und auch scheinbar körperlicher Leiden und Gebrechen zu erkennen.

Verglichen mit den Zeiten der Erstbeschreibung Freuds (um 1900) haben sich einige Inhalte mit dem Zeitgeist verändert. Wir leben momentan in einer Zeit des extremen Individualismus und des Kapitalismus, sodass es in der Gegenwart öfter um Selbstwertprobleme und um Besitz und Eigentum geht. Völlig neu sind die Fehlleistungen, die sich auf die modernen Geräte beziehen, die als Prothesen unsere Behinderungen ausgleichen (Hörgeräte, Telefon, Handy), und die digitalen Geräte, die eine virtuelle Welt schaffen (Fernsehen, Radio, PC).

### Ganzheitliches Erleben – Die dunkle Seite einbeziehen

Unser alltägliches vernünftiges Tun und Denken wird wie von einem Fluss beständig von unserem unbewussten Erleben begleitet und beeinflusst. Das geschieht in der dunklen Schatten- und Nachtseite unserer Existenz. Die Fehlleistungen des Alltagslebens öffnen eine Tür zu dem dunklen Fluss und lassen wie ein Blitzlicht unsere wahre, spontane Meinung über die jeweilige Situation erkennen.

## Aus der Erlebniswelt eines Hochbetagten

In seinem 92. Lebensjahr begann der Autor, das Vergessen und andere alltägliche Fehlleistungen auf ihren verborgenen Sinn zu untersuchen. Wenn man seine Gedanken dazu laufen lässt, erscheinen ebenso wie bei Träumen wie von selbst Anlässe und unbewusste Bedeutungen.

Der Anlass war, dass der Autor seit Langem auf Träume geachtet, ihre Inhalte in sein Erleben integriert und damit sein Selbst- und Weltverständnis vertieft hatte. Ein weiterer Schritt war, den Sinn eines einzelnen Traums nicht nur wie etwas Abgeschlossenes zu deuten, sondern seine Inhalte und Emotionen auch tagsüber zu erinnern. Das half sehr, den Bezug des Traums zur aktuellen Lebenssituation und die Lösungsvorschläge dafür zu erkennen.

Es wurde schließlich zur Angewohnheit, auch tagsüber öfter einmal die Tür zum Dunkel zu öffnen, um einen Blick auf den gerade laufenden Film zu werfen.

Jenseits von 90 kam die Idee, auffällige Fehlhandlungen und Tagträumereien zu notieren und wie Träume auf ihre unbewusste Bedeutung zu untersuchen. Das Protokoll füllte sich dann mit etwa zehn Einträgen pro Jahr. Eine Auswahl davon wird hier in der Reihenfolge der Häufigkeit der Themen mitgeteilt.

## Die Zeit manipulieren

Thematisch am häufigsten waren Fehlleistungen, die sich auf die Zeit beziehen (18 Beispiele). Die organische Grundlage (das körperliche Entgegenkommen) ist das Nachlassen der zeitlichen Orientierung im Alter. Man verwechselt Tageszeiten und Uhrzeiten und wird bei Datum, Tag, Monat, Jahr zunehmend unsicher, was Fehlleistungen nahelegt.

Inhaltlich haben die Fehl-Umdatierungen oft den Sinn, die Zeit anzuhalten oder zurückzudrehen in eine Vergangenheit, als man noch jünger war: *In meinen neuen Kalender trug ich nicht die bevorstehenden, sondern die Golfturniere des Vorjahres* (in dem ich noch sehr erfolgreich gespielt hatte) *ein.* Auch suchte ich vergeblich die aktuellen TV-Sendungen – merkte erst später, dass es das *Programmheft eines vergangenen Monats war.*

Umgekehrt können Umdatierungen auch bedeuten, dass man etwas, auf das man sich freut, nicht abwarten kann:

*Zu einer angenehmen Einladung kam ich eine Stunde zu früh. – Zwei Wochen zu früh stand ich vor dem verschlossener Konzertsaal, da ich den Termin für ein mir wichtiges Konzert »versehentlich« vordatiert hatte. – Auch den Termin für ein interessantes Golfturnier hatte ich für eine Woche zu früh notiert und stand dann allein auf dem Golfplatz.* Andererseits trug ich auch zu späte Termine ein: *einen Arzttermin auf einen Tag später, damit ich* eine Einladung von lieben Freunden wahrnehmen konnte. *Verwechselte mehrfach die Wochentage* so, dass unangenehme Termine schon vorbei waren.

Das Zeitraster von Tag und Nacht kann leicht wie später bei Dementen verloren gehen: *Nach dem Mittagsschlaf passierte es mir einmal, dass ich dachte, es sei schon der nächste Morgen. Ich freute mich, schon zu so ungewohnt früher Stunde so wach zu sein, frühstückte nochmals und freute mich über unverhofft gutes Arbeiten. Ich wunderte mich dann zwar über den dunkler werdenden Tag mit Weltuntergangsstimmung, erklärte es aber mit Gewitter oder Sonnenfinsternis, bis mir endlich ein Licht aufging. Der verborgene Sinn war, dass ich mit einem Buchprojekt sehr unter Zeitdruck stand und es in dieser halben Nacht endlich abschließen konnte.* Die Fehlleistung hatte den Sinn einer Mahnung und praktischen Hilfe.

## Hinweise auf Alters-Schwächen und Mahnungen zu Ruhepausen

*Hatte den Rasierapparat so ungeschickt an das Ladegerät angeschlossen, dass er nicht auflud* – Ausdruck meiner Angst, dass der Akku meines Körpers mich nicht mehr aufladen kann, ich mich von Schwächezuständen und Sturzneigung nicht mehr erholen kann, d. h. alt und hilflos geworden bin.

Las eine zu späte Zeit für den Beginn einer Veranstaltung und gewann damit Zeit für eine dringend nötige Ruhepause.

Vergas den 90. Geburtstag eines Freundes, obwohl ich mich sehr darauf gefreut hatte – ich war erschöpft und es war mir alles zu viel.

Als ich Golfspielen wollte, merkte ich, dass ich Hausschuhe anhatte – wäre besser zuhause geblieben.

Will an einem zu heißen Tag Golf spielen, fahre aber statt zum Beginn der Runde »versehentlich« auf die Landstraße, die nach Hause führt – besser heimfahren als Risiken eingehen.

*Zunehmend häufiger komme ich bei wichtigen Veranstaltungen so spät, dass sie fast schon zu Ende sind.*

*Verschlafe zunehmend oft den Nachmittag und kann den gewohnten Arbeitsplan nicht mehr einhalten.*

*Suchte vergeblich den Schrittzähler, der vor mir auf dem Nachttisch lag* – Mahnung, nicht zu viel zu laufen.

Die normale Altersschwerhörigkeit ist die körperliche Basis für stetiges Verhören und Missverstehen. Schwer hören und nicht hören wollen sind nahe beieinander. *Bei der Ansage zum Beginn einer Veranstaltung hörte ich statt »noch eine Viertelstunde« »noch eine Stunde« – hätte lieber noch eine Stunde Zeit gehabt, mich bei einem Glas Sekt auf das Ereignis einzustellen. – Las die Startzeit des Flugzeugs als Abfahrtszeit vom Hotel* – ich hätte dann noch drei Stunden länger ruhen können.

## Warnung vor Reisen

*Bei einer Feier in einer anderen Stadt hatte ich zu viel getrunken. Bei der Heimfahrt in der Bahn hatte ich versehentlich noch den Schlafanzug an* – wäre besser zuhause geblieben und hätte mich ausgeschlafen. Auf einer Reise, von der man mir abgeraten hatte, geriet ich in gefährliche Situationen, in denen ich auf aufwändige Hilfeleistungen anderer angewiesen war. *Vor der nächsten Reise suchte ich vergeblich das Schreiben von der Bestätigung des Rollstuhldienstes der Fluggesellschaft, geriet in Panik und rief den Veranstalter an. Das Schreiben lag offen auf meinem Schreibtisch! Suchte dann tagelang meine Golf-Reisetasche, meinte, jemand habe sie mir weggenommen, Sie stand aber genau dort, wo ich sie für die (insgeheim befürchtete) Reise schon bereitgestellt hatte.* Ebenso erging es mir mit dem Kofferschloss. Es war nicht auffindbar und ich kaufte ein neues. Später fand ich es reisebereit schon am Koffer befestigt!

Der noch vor Kurzem vorhandene lustvolle Drang auf Reisen war zunächst in eine Ambivalenz zwischen Reiselust und Reiseangst umgeschlagen. Inzwischen habe ich die Warnungen der Fehlleistungen verstanden: Ich verzichte auf unbegleitete Reisen und bin zufrieden, zuhause bleiben zu können.

## Personen – Sympathien und Antipathien

*Bei einem Vortrag fällt mir der Name der zu zitierenden Person nicht ein und ich nenne einen anderen, der mir sympathischer ist. – Bei einer Rede vergas ich den nötigen Dank und verlegte mein Manuskript, sodass ich einen Vortrag nicht halten konnte* – Selbstbestrafung dafür, dass ich einen der Zuhörer beleidigt hatte.

*Vergas erst den Namen meines Reiseziels (und bekam auf der Reise Herpes labialis)* – wollte die Reise vermeiden, um einer verführerischen Mitreisenden nicht zu nah zu kommen.

*Ließ das Handy in einem Restaurant liegen* – wäre gern noch länger in dieser angenehmen Gesellschaft geblieben.

*Schickte eine Mail mit heftigen Vorwürfen an eine falsche Adresse. Es war äußerst peinlich.* Ich musste meine berechtigte heftige Empörung loswerden, wollte aber nicht beleidigen und verschob alles lieber auf einen Fremden.

*Schrieb an einen Empfänger, den ich vermutlich einmal verletzt hatte, von »Verletzungen« statt »Vernetzungen«.*

*Sagte beim Verabschieden von einem Freund, der mich enttäuscht hatte, »es hat mich gereut« (statt gefreut), dich zu sehen.*

War verpflichtet, an einen mir unangenehmen Preisträger eine Urkunde zu überreichen. *Ich fand die Urkunde nicht und musste mühsam eine neue anfertigen. Später fand ich sie am gewohnten Ort.*

Ein naturgemäß häufiges Thema Hochaltriger ist der Verlust nahestehender Personen:

*Ich konnte nicht zum Einkaufen gehen, weil ich meine Jacke nicht fand.* Später entdeckte ich sie neben dem Bett meiner schwerkranken Frau hängend – ich wollte meine Frau nicht allein lassen.

*Ich nahm Handy, Schlüssel und Ausweise meiner Frau häufig versehentlich mit* – wollte sie immer bei mir haben. *War in dieser Zeit sehr ungeschickt, zerbrach Gläser und Geschirr* – Angst, dass ihre Organe versagen. *Nach dem Tod meiner Frau wartete ich dringend auf den Erbschein,* er lag mir längst vor – ich will ihren Tod nicht wahrhaben. *Datierte beharrlich die Buchhaltung auf einen Monat, an dem sie noch lebte* – will ihren Verlust ungeschehen machen.

*Nach ihrem Tod konnte ich nicht mehr Auto fahren, verursachte häufig Karambolagen mit Blechschäden* – sie war mir unersetzlich. *Ich nahm beim Golf spielen die falschen Schläger* – ohne meine Frau kann und darf ich nicht mehr Golf spielen. *Vergaß meine Krebskontrolle, war aber fest überzeugt, ich hätte sie gemacht* – hatte den unbewussten Wunsch durch Krebs-Aktivierung mitzusterben.

*Nach dem Tod meines geliebten Junkermeisters, der mich als Schlaraffen bis zum Ritterschlag betreut hatte, fand ich meinen Ritterhelm nicht mehr und musste wieder die Junkermütze tragen* – es sollte wieder so sein, als ob er noch lebte.

*Einem todgeweihter Freund steckte ich »versehentlich« mein Hörgerät in seine Tasche* – er sollte in meiner Hörweite bleiben. *Als es mit ihm zu Ende ging, konnte ich meine Brille und mein Hörgerät über Tage nicht finden* – ich will das nicht sehen und nichts davon hören.

## Gefährliche Fehlleistungen

Können vor allem unter starkem Stress zustande kommen, z. B. wenn es um Tod oder Leben geht: *Als meine Frau in Todesangst aus dem Krankenhaus anrief, fuhr ich sofort mit Vollgas los, ohne vorher die Richtung der Vorderräder zu korrigieren. Ich zerstörte eine Parksäule und verursachte schwere Schäden an meinem Auto.*

*Ich vergaß die Kerze, die ich abends für meine Frau ansteckte, zu löschen* und erwachte durch einen Zimmerbrand – das Vergessen des Löschens hatte den Sinn, dass ihr Leben nicht erlöschen sollte.

*Nach einer Füllung des Öltanks hatte ich vergessen, die Heizung wieder anzustellen, war weggegangen und hatte die Tür weit offen gelassen.* Das Haus kühlte erheblich aus – ich werde alt und kalt, muss Heizöl sparen für den Krieg.

## Gegenstände des täglichen Gebrauchs

Der Haustürschlüssel spielt symbolisch eine große Rolle (15 Beispiele):

*Ich verlor den Haustürschlüssel auf dem Weg in die Stadt* – Freunde lagen im Sterben, da muss auch ich bald mein Haus verlassen und brauche keinen Schlüssel mehr.

*Schlüssel und Ausweise in der Apotheke vergessen* – ich gehöre zu den Kranken, nicht mehr in mein Haus.

An einem Tag hoffnungsvoller Stimmung *ließ ich den Schlüssel außen am Haus stecken* – als ob ich mir die Heimkehr sichern wollte.

Autoschlüssel und Führerschein sind die Symbole der Autonomie:

*Ich verlor meinen Autoschlüssel* – ich soll nicht mehr Auto fahren.

*Ich finde meine eigenen Fahrzeugpapiere nicht mehr* – ohne meine Frau, die nach Unfällen ihren Führerschein abgegeben hatte, will ich auch nicht mehr Auto fahren.

*Als ich meinen Autobrief aus dem Safe in der Bank holen wollte, um mein Auto zu verkaufen, fand ich den Safeschlüssel nicht, obwohl er korrekt am Schlüsselbrett hing* – ich will mein Auto eigentlich nicht abgeben.

*Auf einem Parkplatz lag der Autoschlüssel im Kofferraum und ich schlug versehentlich den Kofferraumdeckel zu, sodass ich per Taxi zuhause den Ersatzschlüssel holen musste* – Mahnung, doch besser auf Taxi umzusteigen.

Handy, Portemonnaie, Hörgerät, Gleitsichtbrille, Gehstock sind nötig, um einkaufen, ausgehen, sich frei bewegen und präsent kommunizieren zu können: *Muss vor dem Weggehen oft das Handy oder das Portemonnaie suchen* – Mahnungen, zuhause zu bleiben.

*Vergas, das Hörgerät zu einer Einladung mitzunehmen* – ich war an den banalen Gesprächen dort nicht interessiert.

Das Hörgerät versagte genau in dem Moment, als ich nach beschwerlicher Anreise endlich den Konzertraum in der Elbphilharmonie betreten konnte: *Ich hatte die Batterie nicht rechtzeitig erneuert* – drastische Mahnung, es reicht bei mir nicht mehr für solche Strapazen.

Verlor mein Portemonnaie mit Ausweisen und EC-Karte, musste alles neu beantragen – depressive Stimmung: alles ist verloren und vorbei.

*Nach einer Behandlung in der Augenklinik vergas ich dort meine Gleitsichtbrille und geriet in panische Angst zu erblinden* – die Brille sollte in der Klinik endlich gründlich behandelt werden, damit ich wieder normal sehe.

*Ich steckte die Brille in die Jacke einer mich interessierenden Dame* – als ob ich die Brille sehen und die Dame überwachen könnte.

Den Gehstock *vergesse ich häufig* – ich will nicht zugeben, dass ich alt und gehbehindert bin.

In der Realität neige ich nicht zu Geiz, sondern bin eher großzügig, aber in Fehlleistungen fühle ich mich leicht bestohlen, und ich mache mich arm und will kein Geld ausgeben:

*Meine, es seien mir 300 € gestohlen worden* – ich hatte sie aber selbst in ein Versteck getan.

*Im Restaurant fand ich keine EC-Karte und keinen Stift, um die Rechnung zu bezahlen.*

*Bei Besuchen vergesse ich oft, Geschenke mitzubringen.*

*Meinte, meine Schuhe seien mir gestohlen worden und würden jetzt von Freunden getragen* – ich kann nicht mehr laufen und brauche keine Schuhe mehr, andere haben sie nötiger.

*Gab am Geldautomaten so oft den falschen PIN ein, bis die Karte gesperrt wurde* – ich kann nicht mehr bezahlen, habe kein Geld mehr.

*Ich erfragte telefonisch eine IBAN, obwohl sie vor mir lag* – bin lieber blind als zu bezahlen.

*Ich beschimpfte einen, der eine Restsumme anmahnte, ich hätte doch schon die ganze Summe bezahlt.* Merkte dann, dass ich es war, der sich verrechnet hatte. Hochaltrige fürchten oft, sie würden übervorteilt und dann hilflos allleingelassen.

Nur noch wenige Fehlleistungen befassen sich mit der Aufwertung oder Erniedrigung des Selbstwertgefühls:

An einen renommierten Fachkollegen, der eine lobende Rezension über ein Buch von mir geschrieben hatte, *schickte ich den Brief, in dem ich ein neues Projekt ankündigte, zweimal hintereinander* – ich kann nicht genug kriegen an der Verbreitung meiner Ideen.

*Ich verlor eine Brille, die mir geholfen hatte,* sehr gutes *Golf zu spielen* – eine Selbstbehinderung.

*Ich sang vor einem mir wichtigen Auditorium ein Lied, vergas aber die letzte Zeile und verdarb die Pointe* – Selbstbestrafung, denn die Pointe enthielt einen Selbstvorwurf von mir.

Ich hatte mir den Tag freigehalten, um am PC eine wichtige Arbeit abzuschließen, und mich darauf sehr gefreut, konnte das Gerät aber nicht öffnen. Es stellte sich heraus, dass ich *versehentlich den Modus als Gast angeklickt* hatte (g statt h) – so viel Freude steht mir nicht zu, ich bin es nicht wert.

*Werfe meine Identitätskarte in den Papierkorb* – ich lösche mich gleich ganz aus.

*Suchte nach einer Reise meine Schuhe. Meinte in Panik, sie seien noch im Hotel* – wo ich am Vorabend eine besondere Ehrung erlebt hatte.

Manchmal sind auch jenseitige Aspekte Themen von Fehlleistungen:

*Das normale Klingeln des Weckers hielt ich für celestrische Musik aus dem Jenseits; es klang überirdisch schön und wohltuend.*

Nach dem Aufwachen aus bedrückenden Träumen sah ich auf den Kalender und stellte fest, dass Montag ist. Ich fühlte ganz intensiv, dass *ich ein Fremder auf dieser Erde bin und ab Montag nicht mehr dazugehöre,* also schon im Jenseits bin. Erst nach einer Weile begriff ich, dass heute ja noch Sonntag war und ich noch auf der Erde lebte. Montag hätte mehr zu meiner Stimmung vor dem Erwachen gepasst.

Die hier ausgewerteten Fehlleistungen (92. bis 100. Lebensjahr) bilden den Prozess des schwierigen Übergangs zu der ganz andersartigen Lebensweise *Jenseits von 90* ab. Zwar zeigen sie auch Probleme des vergangenen Erwachsenenlebens wie Rivalität, Missgunst, Ehrgeiz an – soweit diese Situationen im realen Leben noch vorkommen. Überwiegend bringen sie jedoch die aktuellen Behinderungen, Verluste, Ängste und Probleme zum Ausdruck.

Die wichtigsten Aufgaben der Fehlleistungen in dieser Übergangsperiode sind, vor Gefahren zu warnen und die dringlich gewordenen Umstellungen anzumahnen.

Die Ängste, körperlich und geistig abzubauen, hilflos und pflegedürftig zu werden, Nahestehende zu verlieren, zu vereinsamen und von der Gemeinschaft ausgegrenzt zu sein, sind nicht unbegründet und die Fehlleistungen geben Hilfen, damit besser zurechtzukommen.

Nicht selten sind deutliche Warnungen und Mahnungen, sich umzustellen und auf das zu verzichten, was stressig und schädlich ist: nicht mehr selbst Auto zu fahren oder zu reisen, sich nicht mehr zu überfordern, sondern mehr und längere Ruhepausen einzuhalten. Sie mahnen daran, dass es Zeit ist, sich von gewohnten Aktivitäten zurückzuziehen, dass man nicht mehr bei allem mithalten kann und nicht mehr überall und immer dabei sein muss. Die Fehlleistungen helfen sehr, diese grundlegende und schwere Umstellung von der aktiven zu einer ruhigeren kontemplativen Lebensweise zu vollziehen.

Die gewonnenen Einsichten bringen nicht zuletzt eine Entlastung von dem Druck des Über-Ichs, das im Erwachsenenleben nötig war, um seine Pflichten zu erfüllen. Jenseits von 90 muss und kann man das nicht mehr und könnte sich seinen Wünschen und Bedürfnissen überlassen. Das fällt vielen aber schwer und sie müssen gemahnt werden.

## Mit Fehlleistungen spielerisch umgehen

Statt die Vergesslichkeit als schreckliches Alterssymptom zu beklagen, sollte man darauf achten, was und in welcher Situation man etwas vergessen hat. Das leitet einen Prozess der Sensibilisierung für seine verborgenen Motivationen ein, und man erkennt seine alterstypischen Ängste und Wünsche besser und findet leichter Lösungen.

Wenn eine gefährliche Fehlleistung – zum Beispiel ein Sturz – als Selbstbestrafung durchschaut werden kann, hat man Stürze nicht mehr nötig, und man wird dann realistische Wege wie Gymnastik und Gehhilfen finden, um weiteren Stürzen vorzubeugen.

Eine gewisse Altersschwäche und Vergesslichkeit sind alltäglich und normal. Portemonnaie, Handy, Haus- oder Autoschlüssel gehen wirklich leicht verloren. Die Anlässe als Fehlleistung zu durchschauen ist eine Erlösung und öffnet die Augen für das eigene verborgene Mitwirken. Am besten sieht man das als spannendes Spiel von Suchen und Finden, so wie Kinder Versteck spielen.

Ich suche besorgt die Brille, bis ich merke, dass ich sie auf der Nase habe – amüsiertes Lachen. Ich finde das Handy dort, wo es immer liegt, war aber beim Suchen mehrmals blind daran vorbeigegangen: Man tippt sich an die Stirn. Was hat mir denn da wohl nicht gepasst? Jahrelang hatte ich beim Verlassen des Hauses darüber nachgedacht, was ich wohl vergessen hatte, ging zurück und holte es. Dann fiel mir nichts mehr ein, und ich merkte erst am Ziel, was fehlte – über das Wortspiel: Ich habe vergessen, was ich vergessen habe, konnte ich dann herzlich lachen.

Wenn man die heiter-gelassene Einstellung hat, zu der viele *Jenseits von 90* finden, kommen tatsächlich weniger Fehlleistungen vor, und wenn, bringen sie einen nicht mehr in Panik.

# Kapitel 5

## Rückzug in Haus und Heim – daheim sein

Die meisten Menschen *Jenseits von 90* haben sich ganz in ihr Haus, ihre Wohnung oder ein Heim zurückgezogen.

Der Hauptgrund ist, dass man sich im Alter der *Hinfälligkeit und Gebrechlichkeit* befindet und sich nicht mehr sicher bewegen kann. Die Muskeln sind schwach geworden, die Gelenke steif, Gleichgewicht und Balance sind verlorengegangen. Dazu kommt, dass man Unebenheiten, Straßenschilder oder Verkehrsampeln nicht mehr sieht und Autogeräusche oder Warnsignale nicht mehr hört. Man kann sich außerhalb nicht mehr ohne Hilfe bewegen, braucht Stock, Rolli, Rollstuhl oder Begleitperson. Da man nicht mehr selbst Auto fahren und nicht mehr Eisenbahn, S-Bahn oder Straßenbahn benutzen kann, ist man auf Mitfahrgelegenheit oder Taxi angewiesen, Der Besuch von Kursen, Kino, Theater, Konzerten ist nur noch mit Betreuungspersonen oder gar nicht mehr möglich Die Gehstrecke wird immer kürzer, der Aktionsradius schränkt sich ein. Man wird unbeholfen und man neigt zu den gefährlichen Stürzen, die oft der Anfang vom Ende sind. All das sind triftige Gründe, besser zuhause zu bleiben.

Es gibt auch weniger Anlässe, um auszugehen. Da viele Bezugspersonen wie Angehörige, Kollegen, Freunde nicht mehr leben, finden keine Einladungen, Feste, Kaffeekränzchen, Stammtische und Jubiläumsfeiern mehr statt. Die Jahrgangstreffen mit Schulkameraden und Studienfreunden haben aufgehört, da es von Jahr zu Jahr weniger Überlebende gab. Vereine schrumpfen und lösen sich auf. Es gibt also immer weniger Gründe, das Haus zu verlassen.

## Das Glück des Zuhauseseins

Zuhause war schon das ganze Leben hindurch die unersetzliche Basis des persönlichen, privaten Lebens. Das begann mit der Geborgenheit des Elternhauses. Der Beruf und die Kontakte mit anderen spielten sich dann täglich draußen ab, aber am Feierabend zieht man sich in sein Haus, zu seiner Familie, zu seinem privaten Leben und zu Erholung und Schlafen zurück. Das ist eine große Erleichterung und ein großes Glück.

Bei klugen Hochaltrigen kommt dann die Einsicht, dass es zu gefährlich geworden ist, sich draußen zu bewegen und dass man besser in seinem Haus und seiner Wohnung bleibt. Man sollte das nicht als Unglück ansehen, sondern als eine Lebensform, die große Vorteile bietet.

Man fühlt sich geschützt und sicher, My home is my castle. Räume und Möbel sind vertraut, man findet bei Gehunsicherheit Halt und kann sich entlangtasten. Bei Schwächezuständen ist eine Couch oder das rettende Bett immer nah. Bei unfreundlichem Wetter und schlechtem Befinden erlebt man Haus und Bett als wärmende, behagliche Höhle – mit den Urgefühlen unserer Vorfahren im Stadium der Höhlenbewohner (Höhlensyndrom).

Daheim kann sich jeder nach seinen Wünschen passend einrichten. Die modernen Techniken wie Fernseher, PC und Handy sind Fenster zur Welt. Aus sicherer Position kann man die Ereignisse in aller Welt verfolgen, kann Sach-, Natur-, Tier- und Musikfilme ansehen oder auch Romanzen und Krimis, ohne selbst Risiken einzugehen. Erstaunlicherweise werden diese Scheinwelten ganz so erlebt, als seien sie Wirklichkeit, und man hat die Illusion, am wirklichen Leben teilzunehmen.

Mit zunehmendem Alter wird es schwieriger. Man kommt mit der immer komplizierter werdenden Technik, den Updates und den Raffinessen der Bedienung nicht mehr mit und verliert das Interesse. Man erlebt dann eher, wie gut es ist, einfach da zu sein, Zeit zu haben, alles gelassen anzugehen, zu ruhen, wann man will, zu dösen oder sich seinen Gedanken zu überlassen. Man wird kontemplativer und nachdenklicher und oft kommen einem Erinnerungen aus der eigenen Lebensgeschichte in den Sinn, gute wie belastende. Man wird vielleicht manches bereuen und möchte es besser machen. Erlittene Leiden kommen hoch und möchten verarbeitet werden. Die meisten fühlen sich jedoch in der Lebensform des Zuhauseseins gut aufgehoben und sind mit sich und der Welt zufrieden.

## Natürliche Grundlagen

Für die unbewussten Motive und die Bedeutungen des Zuhauseseins gibt es auf vielen Schichten der natürlichen Vorstufen des modernen Menschen Beiträge: Schon auf der frühesten Lebensstufe, den Meeresbewohnern, ist der weite Zug der Lachse zurück an ihren Ursprungsort bekannt. Unseren Vorfahren als Nomaden bot der Rückzug in Höhlen besonders im Winter mit Feuerstellen Schutz vor Kälte und Sicherheit vor Raubtieren.

Mit dem Wechsel der Jahreszeiten ist der Drang verbunden, im Sommer sich draußen zu bewegen, aktiv und guter Stimmung zu sein und den Winter passiv und trübsinnig im Haus quasi im Winterschlaf zu verbringen.

Mit der Sesshaftigkeit wurde in der Jungsteinzeit das Haus zum beständigen Ort für das persönliche intime Leben und das Familienleben.

Zum Zufluchtsort und Hospiz wird das Haus, wenn der hochaltrige Mensch nicht mehr laufen und nicht mehr am normalen aushäusigen Leben teilnehmen kann. *In der Mythologie wird dargestellt, dass es das unentrinnbare Schicksal des Menschen ist, vom Vierbeiner zum Zweibeiner und zurück zum Dreibeiner (mit Krücke) und schließlich wieder zum Vierbeiner zu werden (Sophokles: Das Rätsel des Ödipus).*

Auf psychischer Ebene ist der persönliche Lebenslauf eine Rundwanderung, mit dem Ziel am Ende in die Heimat zurückzukehren.

## Das Daheimsein gestalten

- Richten Sie Ihren Lebensrhythmus so ein, wie er aus Ihnen kommt und Ihnen am meisten liegt.
- Bleiben Sie genügend auf den Beinen. Gehen Sie im Haus umher, üben Sie täglich alle Bewegungen, die eingeschränkt sind, sowie die Balance, aber seien Sie vorsichtig, um Stürze zu vermeiden.
- Halten Sie genügend Ruhezeiten ein und richten Sie sich dabei nach den Bedürfnissen Ihres Körpers. Er braucht die Erholung, die für den Ausgleich der zunehmenden Schwäche nötig ist.
- Beschränken Sie sich auf das Wesentliche.
- Machen Sie alles gelassen und ruhig, ohne Druck und ohne Hast.
- Sorgen Sie für Stille! Lärm macht nervös und aggressiv und übertönt das eigene Denken. Stille tut gut.
- Schalten Sie Fernseher und Radio nur ein, wenn Sie eine bestimmte Sendung aufmerksam hören wollen.
- Lassen Sie den Fernseher ohne Ton laufen und lesen Sie die Untertitel, die es inzwischen bei fast allen Programmen gibt.
- Pflegen Sie Ihr Beziehungsnetz.
- Bleiben Sie in den Ihnen vertrauten Vereinen Mitglied und nehmen Sie gelegentlich an festlichen Veranstaltungen teil.
- Halten Sie nur Kontakt zu Menschen, die Ihnen guttun.
- Ein ruhiges Gespräch in der Stille Ihres Zimmers, ohne störenden Hintergrundlärm, ist sehr wohltuend.
- Sehen Sie jede Gelegenheit, z. B. lieben Besuch, als Fest an und genießen Sie die festliche Stimmung.

# Kapitel 6

## Schlafen und Wachen – Erholung und Neugeburt

Jenseits der 90 kommen viele mit fünf bis acht Stunden Tiefschlaf aus, und der REM-Schlaf, in dem man träumt, ist auf zwei Stunden verkürzt. Andererseits bleibt man viel länger im Bett liegen, weil Altersschwäche, Stress und Behinderungen durch längere Ruhezeiten ausgeglichen werden müssen. Bei manchen nimmt die Schwäche nach und nach derart zu, dass man kaum noch aufsteht und das Interesse, am Leben teilzunehmen, verliert.

Der Säugling braucht noch 18 Stunden Schlaf. Der moderne Erwachsene ist dann zwar zu zwei Dritteln (16 Stunden) für das tägliche Wachleben ausgestattet, fällt aber zu einem Drittel (acht Stunden) allnächtlich auf die natürliche Vorstufe des Noch-nicht-geboren-Seins zurück. Er muss sich in das Bett wie in den wärmenden, nährenden Mutterleib und den Bewusstseinszustand eines Embryos wieder zurückziehen. Das ist ein seliger und stärkender Zustand. Nach einem erfrischenden Schlaf von ca. acht Stunden spürt man beim Aufwachen neue Kraft und fühlt sich *wie neugeboren*.

### Störungen des Naturschlafs

Viele Hochaltrige haben große Probleme damit, in den Schlaf zu kommen oder erholsam durchzuschlafen. Sie sind von Schmerzen, Unruhe, Krämpfen geplagt oder grübeln über bedrängende Konflikte nach. Sie sind erregt, wütend oder ärgerlich und der Körper ist gespannt.

Sie nehmen Schlaf- und Beruhigungsmittel, trinken zu viel Alkohol, wenden allerlei Maßnahmen an, suchen vergeblich Rat und Hilfe.

**Eine Haupursache von Schlafstörungen ist, dass der moderne Mensch der Neuzeit seinen natürlichen Tag-Nacht-Rhythmus verloren hat.** Um seinen persönlichen Schlafrhythmus wiederzufinden, muss man sich klarmachen, dass alle Lebensabläufe den kosmischen Umlaufbahnen folgen und auch unser Leben vom Lauf der Gestirne bestimmt wird. *Über Jahrmillionen hat der Homo sapiens in Einklang mit der Himmelsmechanik, den Umläufen in unserer Galaxie gelebt.* Das ist uns tief eingeprägt.

Der Tagesablauf mit Tag und Nacht entspricht einer Erdumdrehung. Bei Tag ist die Erde der Sonne zugewandt und ihre Strahlkraft aktiviert die Energien für Beruf und Tätigsein, während die sonnen-abgewandte Nacht für Ruhe, Erholung im Schlaf, Verdauung und Fortpflanzung da ist.

Auch die Jahreszeiten haben Einfluss auf den Schlaf. Sie entstehen aus dem Umlauf der Erde um die Sonne: Bei weitem Sonnenabstand ist Winter, es wird dunkel und kalt. Das ist tief in den Körper eingeprägt und wirkt sich auf das Befinden und auf die Schlafneigung Hochaltriger deutlich spürbar aus.

Sie fühlen sich in der kalten Jahreszeit selber kalt und starr, die Vitalität und der Lebenswille erlahmen, Krankheiten und Sterblichkeit nehmen zu. Es ist dann ein Drang da, wie früher unsere Vorfahren in ihre Höhlen, uns heute ins Haus und ins Bett zurückzuziehen und passiv zu sein. Ins Krankhafte gesteigert nennt man es »Winterdepression«, behandelt es mit Lichttherapie. Im Frühling und Sommer ist es hell und warm und auch Hochaltrige leben wieder auf. Summertime, and the living is easy (Georg Gershwin).

## Moderne Technik blendet kosmische Rhythmen aus

Die Technik der Neuzeit macht es möglich, das natürliche Schlafbedürfnis zu ignorieren und den Beginn und die Dauer seines Schlafs selbst zu bestimmen.

Erst in der Neuzeit, seit etwa zwei Jahrhunderten, ist es mit dem Aufkommen der Technik und der Industrialisierung zu gewaltigen Umbrüchen der natürlichen Lebensrhythmen gekommen. Das hat zu einer gewaltigen Erweiterung der Lebensmöglichkeiten geführt:

Durch rlektrisches Licht machen wir die Nacht zum Tag. Durch Heizung kann man das Haus im Winter behaglich warm halten, durch heißes Wasser kann man sich rund um die Uhr Duschen und Waschen.

Durch Fernsehen und PC kann man an den Ereignissen in aller Welt teilnehmen, durch Telefon und Handy beliebig Kontakte aufnehmen und durch Fotos Erinnerungen festhalten und austauschen. Das sind Privilegien, für die wir dankbar sein müssen.

Für viele Hochaltrigen sind aber die Überfülle von Eindrücken, z. B. von schnell wechselnden Bildern im Fernsehen, und der ständige laute Lärm eine Überforderung, die sie nicht mehr verkraften können.

## Zeitprobleme *Jenseits von 90*

Die moderne Technik der Zeitmessung ist für einen Kulturmenschen unerlässlich geworden, um am aktiven Leben teilnehmen zu können. Wecker und Uhren strukturieren den Tag nach Stunden und Minuten, sodass jede Verabredung, Veranstaltung, Einladung zu einem bestimmten, für alle verbindlichen Zeitpunkt stattfinden kann. Es ist die Grundlage gesellschaftlicher Kommunikation und demokratischer Gesinnung, zu denen man als Kulturmensch verpflichtet ist.

Da man als Kind dazu erzogen werden musste und das zuletzt Erworbene beim organisch bedingten normalen Altersabbau zuerst wieder verlorengeht, wird jeder normal Alternde zunehmend unsicher in Bezug auf Uhrzeit und Tag und auf das Zeitraster, das für den Schlafrhythmus maßgeblich ist.

Jenseits von 90 gibt es grundsätzlich Probleme mit dem Erleben der Zeit:

- Man ist langsam geworden und braucht zu allem viel mehr Zeit.
- Stunden verschwinden. Wenn ein Termin bevorsteht und man denkt, man hätte noch eine Stunde Zeit, ist plötzlich die Zeit um. Es ist später als du denkst, kommt einem in den Sinn und man gerät in Panik.
- Das regt angstvolle Gedanken darüber an, wieviel Lebenszeit man noch hat und wie sie unversehens dahinschwindet.
- Man begreift, dass die Zeit der eigenen Generation vorbei ist und dass jede Generation ihre Zeit hat. Jede junge Generation erschafft sich ihre Zeit neu und glaubt, dass mit ihr endlich die neue, die bessere Zeit gekommen ist.

Die rechte Zeit für einen erholsamen Schlaf im Alter stellt sich ein, wenn man zu den verschiedenen Aspekten von Zeit eine ausgewogene, gelassene Haltung gefunden hat.

## Den natürlichen Rhythmus wiederfinden

Jenseits der 90 ist das Ruhe- und Erholungsbedürfnis so vordringlich geworden, dass es besser ist, zu seinem natürlichen Rhythmus zurückzukehren.

Da man im hohen Alter erstmalig das Privileg hat, über seine Zeit frei verfügen zu können und keinen fremdbestimmten Zwängen mehr zu unterliegen, hat man endlich die Chance, seinen natürlichen Bedürfnissen zu folgen.

Man sollte sich unbedingt klarmachen, ob man für den Tagesablauf einer Lerche oder dem einer Eule veranlagt ist und seinen natürlichen Rhythmus danach richten.

- Als **Lerche** steht man früh auf, z. B. um 5 Uhr oder 6 Uhr morgens, ist vormittags am aktivsten, kommt dann nachmittags zur Ruhe und geht früh schlafen z. B. um 21 Uhr oder 22 Uhr. Das sind die meisten, und die Betriebszeiten sind nach den Frühaufstehern ausgerichtet und leisten den Hauptteil der Arbeit. Man sagt, ihr Lebenslauf folge dem gleichen Muster, sie seien in ihrer Jugend am leistungsfähigsten, alterten früh und hätten kein langes Leben.
- Die **Eulen** hingegen tun sich morgens schwer, werden erst gegen Mittag richtig wach und sind nachmittags und abends am aktivsten. Sie finden nur schwer ins Bett, schlafen erst um Mitternacht oder später ein und sind morgens schwer erweckbar. Sie übernehmen, wenn möglich, am besten Schicht- oder Nachtdienste und sind da am leistungsfähigsten. Man sagt ihnen nach, dass sie sich auch im Leben spät entfalten und eine längere Lebensdauer als der Durchschnitt hätten.

## Von der technischen Uhrzeit zur inneren Urzeit

Seit Urzeiten ist jedes Lebewesen auf den kosmisch vorgegebenen Tagesablauf programmiert, und dieser ist in jedem Menschen tief verinnerlicht. Im hohen Alter wird mit dem Wegfall der äußeren Zwänge und der Hinwendung zur Innerlichkeit das eigene, ursprüngliche Zeitgefühl wieder spürbar und setzt sich ganz von selbst zunehmend als natürliches Bedürfnis durch. Man möchte nicht mehr nach fremdbestimmten Zeitvorgaben leben, möchte nicht mehr geweckt werden, sondern schlafen, bis es hell genug geworden ist und man von selbst aufwacht. Man reguliert das durch Fehlleistungen, vergisst, den Wecker einzuschalten, oder überhört ihn und stellt ihn unbemerkt aus, dann gar nicht mehr ein. Nach und nach nimmt man Uhrzeiten nicht mehr wahr, nutzt Radio und TV weniger und überlässt es ganz den Bedürfnissen des Körpers, wann es Zeit zum Ruhen, Schlafen oder zum Aufwachen ist. Nicht mehr die technisch gemessenen Minuten, sondern der gefühlte Rhythmus von Sonnenauf- bis Sonnenuntergang ist jetzt maßgeblich, wie seit Urzeiten, und man fühlt sich wohler und im Einklang mit der Natur.

## Schlafregie und Schlafdauer

Im hohen Alter kommt zum normalen Schlaf das Ruhebedürfnis dazu, das zum Ausgleich der Altersschwäche und Erschöpfung nötig ist. Meist reicht eine verlängerte Mittagsruhe von zwei bis drei Stunden aus, um für den Abend ausreichend fit zu sein. Da aber schon die geringste Aktivität oder Denkleistung oder emotionale Bewegung Stress bedeutet, der jederzeit zu unberechenbaren Erschöpfungszuständen führen kann, wird zusätzliche Ruhezeit zum Wiederaufladen nötig. Wichtig ist, dass man das spontan geschehen lässt und abwartet, bis der Körper sich erholt hat, und nicht den Wecker stellt, der den Erholungsprozess vorzeitig unterbricht. Das ist das einzig Angebrachte, solange man frei über seine Zeit verfügen kann.

Wenn aber noch aushäusige Termine wahrgenommen werden müssen, wird das pünktliche Aufstehen zum Konflikt. Es findet ein Kampf zwischen Lust und Vernunft statt und es kommt dann vor, *dass man den noch so lauten Wecker überhört oder ihn sogar abstellt, ohne das zu merken, und verschläft.* Der Körper bestimmt, was wichtiger ist, und holt sich mithilfe von Fehlleistungen den zum Ausgleich der Erschöpfung nötigen Erholungsschlaf.

Es ist eine Regie rund um die Uhr nötig, um für genügend Wachaktivität und Bewegung und ebenso für ausreichend Ruhe zu sorgen. Man muss evtl. früher schlafen gehen, wenn am nächsten Tag etwas bevorsteht, oder morgens später aufstehen. Oder nach einer Anstrengung die Mittagsruhe verlängern. Man braucht ein gutes Gefühl für das Befinden seines Körpers, um befriedigenden und erholsamen Schlaf zu finden.

Eine Eule braucht nach fünf Stunden Schlaf in der Nacht drei Stunden mittags, um auf acht Stunden insgesamt zu kommen. Manche kommen mit weniger aus. Die Basis im Alter sind 5 Stunden Tiefschlaf in der Nacht. Nicht selten bricht ein Rhythmus aus der Zeit der Berufstätigkeit durch und man schläft am Wochenende zehn Stunden und mehr.

## Aus der Nacht in den Tag – das Aufstehen

Das Aufstehen, die alltägliche Neugeburt, ist bei Erwachsenen ein selbstverständlicher Vorgang, wird aber bei Hochaltrigen zu einer komplizierten Aufgabe, die in Stufen verläuft.

Die **1. Stufe** ist das Erwachen aus dem Tiefschlaf. Im Erwachsenen steht man dann zügig auf und ist wach und aktiv.

**2. Stufe:** Jenseits von 90 ist es wichtig, einer Zwischenstufe genügend Raum zu geben. Schlummermodus zwischen Traum und Erwachen. Man muss ja nicht mehr aufstehen, sondern kann es sich leisten, noch lustvoll liegen zu bleiben, Man ist noch im Traum und man hängt seinen Gedanken nach. Die Orientierung schwankt. Man schläft nochmal für Minuten ein, es kann aber danach auch eine Stunde vergangen sein.

**3. Stufe:** Man wird durch Körpersignale, z. B. Harndrang, zum Aufstehen veranlasst oder ist von innen heraus auf einmal hell wach und voll orientiert, steht auf und fühlt sich im Tagmodus. Mit der aufrechten Haltung ist die Lust, am Leben teilzunehmen, wieder da.

**Beispiel (Tagebuch eines 98-Jährigen):**

Wache um 9 Uhr auf nach fünf Stunden Schlaf. *Bin noch im Traum: In einer Kurklinik im Schwarzwald bin ich einer aus der Gruppe fröhlicher Kurgäste, da könnte ich doch Arzt sein und hätte ein angenehmes Leben.* Dann abwechselnd Schlaf und Halbschlaf. *Ich ziehe das hin, denke lieber noch an die Träumereien und genieße die damit verbundene heitere Stimmung.* Bleibe noch lange im Halbschlaf. Erst gegen 12.30 Uhr nehme ich zum ersten Mal die Realität wahr, mache die Augen auf, begreife, dass ich in meinem Zimmer bin, mein Körper strafft sich und es kommt der Gedanke an Aufstehen. Ich überlege, was ich tun muss, wie ich das machen soll: Muss ich dem Wecker folgen, muss ich Frühstück vorbereiten oder mich anziehen und in welcher Reihenfolge; der Prozess der Entscheidungsfindung. *Selbstkritisch kommt der Gedanke, dass ich im Traummodus regressiv war und alle Albernheiten der Gruppe kritiklos mitgemacht hatte, denke an Ideologien.* Stehe gegen 13 Uhr auf. Mit dem Aufstehen bin ich in heiterer Stimmung, ist sofort die Lust wieder da, am realen Leben teilzunehmen. Die Lebensgeister erwachen, und mit ihnen die nötigen Kräfte. Ich bin wieder auf den Beinen, überlegt, was man tun will oder muss und verspürt Tatendrang. Aufstehen um 13 Uhr die obere Variante, meist ist es 8 bis 9 Uhr, manchmal auch 7 Uhr.

Man kann sich gut vorstellen, dass der erhebende Wechsel zu heiteraktiver Stimmung von den Urkräften bei der Erhebung aus niederer Existenz in die Überlegenheit des aufrechten Gangs mitgetragen wird, und auch dem Evolutionsschritt vom Träumen zum bewussten Denken entspricht.

Es wird auch deutlich, dass man in einem niedrigeren Modus nicht fähig ist, den Sinn und die die Funktionen der höheren Stufe zu begreifen, geschweige denn zu nutzen.

## Schlafregeln für Hochaltrige

Jeder Mensch hat seinen naturgegebenen Rhythmus, ist Tag- oder Nachtmensch, Lerche oder Eule. Kann man sich darauf einstellen, wird der Tageslauf harmonisch, man kommt in Einklang mit sich und der Natur. Man spürt, wann es Zeit ist aufzustehen, aktiv zu sein oder zu dösen und zu ruhen, mittags zu essen, nachts zu schlafen und bei Morgenröte zu träumen. Der Minutenzwang ist vorbei, die Uhrzeit, es gibt dann keine Uhren mehr.

Von Schlafmitteln ist abzuraten. Sie erzwingen den Schlaf, aber unterdrücken die natürlichen Abläufe im Gehirn. Länger genommen machen sie benommen und fördern die Dumpfheit. Ebenso sollten auch angstlösende Mittel nur kurze Zeit genommen werden.

Eine natürliche Einschlafhilfe kann das Melatonin sein. Es wird von der Zirbeldrüse, die in Urzeiten ein Drittes Auge war (Zyklopenauge) und heute noch die Helligkeit und Dunkelheit wahrnimmt, bei Dämmerung ausgeschüttet, um den Körper auf Schlaf umzustellen.

Schlafstörungen sind Wachstörungen. Das ist oft der Schlüssel zum gesunden Schlaf. Wer tagsüber nicht genug aktiv ist, sich nur schont, nicht mehr zu Fuß geht, keine Treppen mehr steigt, viel liegt und jeder Anstrengung aus dem Weg geht, verbraucht auch keine Energien und hat nachts nicht viel Schlaf nötig,

*Die kluge Leiterin einer Therapiegruppe für Schlafgestörte führte ihre Gruppe einmal in den Wald, angeblich um Schlafkräuter zu suchen. Nach stundenlanger angestrengter Suche fielen dann alle nachts in einen tiefen Schlaf, auch ohne Kräuter.*

Aus ganzheitlicher Sicht ist es nicht sinnvoll, den Schlaf erzwingen zu wollen. Man unterdrückt dabei die Arbeit der Träume, die auch als Hüter des Schlafs bezeichnet werden. Oft sind es ungelöste Probleme, die nachts hochkommen und einem den Schlaf rauben. Es ist dann hilfreich, auf der Zwischenstufe des Halbschlafs, auf seine Gedanken und Erinnerungen zu achten oder auch einmal dafür wach zu bleiben. *Besonders Träume sind das Ventil, das von aufgestauten Affekten entlastet und Lösungen bringt. Wenn sich Zorn, Ärger, Angst und Bedrückung entladen können, kommt auch der natürliche Schlaf wieder.*

# Kapitel 7

## Beziehungsschicksale *Jenseits von 90*: Vereinsamt und verbittert – ein Altenbild

Eine verbreitete Meinung ist, dass *Jenseits von 90* die meisten vereinsamt und verbittert und deshalb unglücklich sind. Sie haben ihre wichtigen Beziehungspersonen: Angehörige, Kollegen, Freunde verloren und leiden darunter. Es fehlt ihnen der Austausch, die Anregungen und die Unterstützung, die man von den verlorenen Personen erhalten hatte, sie fühlen sich alleingelassen wie ein Kind, das seine Mutter verloren hat. Mit den Problemen ihrer Lebensführung und mit ihren Behinderungen müssen sie allein zurechtkommen, sind überfordert und fühlen sich hilflos. Die Stimmung ist depressiv, oft verbittert. Sie sehen weder einen Sinn im Leben noch Perspektiven für die Zukunft und geben sich auf.

Dieses eingeengt-pessimistische Bild von der Beziehungssituation im hohen Alter trifft für manche zu, ist aber oft auch nur ein Phantasiebild der eigenen Ängste von Jüngeren. Die reichhaltigen besseren Möglichkeiten werden dabei ausgeblendet. Real leben die meisten dieses Alters in ihrem Zimmer, Wohnung oder Haus zwar allein, aber fast immer ist da ein Beziehungsnetz, das im Lauf des Lebens entstanden ist.

### Bindungen an Eltern und Geschwister

Von der **Herkunftsfamilie** sind die Eltern zwar nicht mehr am Leben, in Gedanken sind sie aber oft wieder näher, als sie früher waren. Man ist mit dem Bild, das man von ihnen in sich hat, beschäftigt und überdenkt manches. Man erinnert sich auch, wie sie im Alter waren und bereut, dass man sich nicht mehr um sie gekümmert hat. Viele können erst im Alter erkennen, dass man Grund hat, ihnen dankbar zu sein. Andere setzen sich erst jetzt richtig mit den frühen Beziehungspersonen auseinander, schreiben ihnen Schuld zu, bleiben vorwurfsvoll, anklagend und unversöhnt. Das gilt ebenso für die Einstellung zu den Geschwistern, von denen nur selten noch jemand am Leben ist.

## Ehe und Kinder – Liebe und Abgrenzung

Mit der selbstgegründeten Familie, den **Ehe- oder Lebenspartner/innen** leben viele noch befriedigend zusammen. Man kann alles miteinander besprechen, fühlt sich verstanden und getröstet, erfährt Trost und Hilfe. Geteilte Freude ist doppelte Freude, geteilter Schmerz ist halber Schmerz. Man hat sich aufeinander eingestellt, ist gleich oder ergänzt sich. Der Wunsch, *wie Philemon und Baucis miteinander alt zu werden und harmonisch bis zum Lebensende miteinander zu leben,* geht auch oft in Erfüllung. Das geschieht auf stille Weise, sie fallen nicht auf, machen keinen Lärm.

Die meisten Paar-Beziehungen im hohen Alter sind jedoch naturgemäß schwierig.

Eine natürliche Ursache ist, dass das biologische Altern in unterschiedlichem Tempo verläuft. Wenn einer voraltert, krank, dement und von der Hilfe des Anderen abhängig wird, fallen die gemeinsamen Reisen, Theaterbesuche, Einladungen weg. Das will man nicht wahrhaben und der Gesündere versucht, den Anderen mit Geduld, Hilfeleistungen oder auch Beschimpfungen, Strenge und Zwang zu normalem Verhalten zu bringen, was für beide zu unlösbaren Konflikten führt.

Eine andere Ursache von Problemen von alternden Paaren ist, dass die Persönlichkeit sich im Alter stärker ausprägt. Wenn man sich voneinander weg entwickelt und einer dann zu Eigensinn, Rechthaberei oder Zorn neigt, kann das den Umgang sehr belasten. Es besteht immer und gerade im hohen Alter und durch die wechselseitige Reifung immer die Chance, sein Fehlverhalten zu ändern, z. B. indem man die Entstehungsgeschichte erkennt.

Häufig stirbt ein Ehepartner oder Lebensgefährte schon vor dem Partner, im Durchschnitt überleben Frauen ihre Männer um vier Jahre. Eine häufige Reaktion ist, dass man im Alleinleben keinen Sinn sieht, mitsterben möchte und dem Partner bald folgt. Oder man bleibt in Trauer, der Partner fehlt auf Dauer, das Leben ist nur noch halb soviel wert. Die Wohnung wird wie ein Museum zu seinem Andenken erhalten, im Gefühl und in Träumen ist er ständig da, manchmal glaubt man seine Stimme zu hören, seine Berührung zu spüren.

Die gegenteilige Lösung ist, sein Andenken zu löschen, die Wohnung umzuräumen oder zu wechseln, ein neues eigenes Leben zu beginnen. Mit dem Aufkommen des Feminismus ist das Selbstbewusstsein der Frauen gestiegen und es gibt heute viele Hochaltrige, die allein besser zurechtkommen.

**Kinder und Enkel** wohnen auch heute noch – wie seit Jahrtausenden – oft im gleichen Haus oder in der Nähe der Eltern oder Ureltern, kümmern sich um sie und lassen sie soweit möglich an ihrem Leben teilnehmen. Töchter übernahmen dann die Pflege bis zum Tod. Liebe, Achtung und Ehrerbietung sind die Leitlinien.

Ehret die Alten, verspottet sie nie,
Sie waren wie ihr, und ihr werdet wie sie.

Den Alten tut der Umgang mit jungen Menschen gut und die Besuche von Enkeln und Ersatzenkeln wie Neffen, Nichten und anderen machen sie glücklich. *»Ich bin umgeben von Güte und Huld und darf lange leben im Hause des Herrn.«* (Der Herr ist mein Hirte, Pslam 23)

Andererseits kommt für die Kinder die Zeit, sich von den Eltern abzugrenzen, es treibt sie weg und sie meiden den Kontakt. Um inneren Abstand zu gewinnen, müssen sie dann die geliebten Eltern entwerten. Sie ziehen eine Mauer hoch und schaffen sich von den Eltern ein Feindbild. Das liegt in der menschlichen Natur, denn schon vor fast 3.000 Jahren wurde festgestellt: *»Bald missachten die Jungen ihre altersgebeugten Erzeuger; mäkeln an Ihnen und fahren sie an mit hässlichen Worten rücksichtslos; geben dann auch nicht ihren greisen Erzeugern zurück den Entgelt für die Aufzucht.«* (Hesiod, 750–650 v. Chr.)

Da wir heute 20 Jahre länger leben, ist eine lebenslange Pflege durch die Kinder gar nicht mehr möglich und durch gute Pflegedienste und Heime auch nicht mehr nötig. Weiter haben die moderne weltweite Mobilität und der Zeitgeist des Individualismus die Entfremdung gefördert, zum Kummer und Ärger der Eltern. Nicht selten kommt es zu

Übertreibungen wie vorzeitiger Entmündigung, Manipulationen um das Erbe oder unangebrachter Abschiebung in ein Heim. Sehr schlimm ist es auch. wenn sie den Kontakt der Enkel mit den Großeltern verbieten; das kränkt und betrübt die Alten sehr.

Viele Familien sind dann auf Dauer zerstritten, andere können reifere Wege zu Ausgleich und Versöhnung finden.

## Generationen – die unsterbliche Familienkette

Die meisten Hochaltrigen denken wieder mehr an ihre Vorfahren und spüren, dass sie auf vielfältige Weise mit ihren Ahnen verbunden sind. Man erinnert sich an geliebte, verehrte, vorbildhafte, legendäre oder auch verachteten und gehasste Vorfahren, und man neigt dazu, ihre Schicksale unbewusst nachzuvollziehen. Der Ausbruch von Depressionen, Erkrankungen oder das Todesdatum erfolgen nach dem inneren Kalender, z. B. dem Todesdatum der Mutter. Wir sind viel mehr als wir meinen in die ewige Reihe der Generationen unserer Familien einbezogen.

Die Liebe verbindet die ewige Kette der Generationen und führt durch Zeugung der Gene das Leben weiter. Die Gene sind die einzigen Zellen unseres vergänglichen Körpers, in denen wir unsterblich sind. Auf dieser biologischen Stufe ist der tiefe Sinn des Lebens, es fortzusetzen und zu erhalten. Enkel zu haben und sie zu sehen, ist für Hochaltrige das größte Glück. Sie fühlen, dass sie in diesen weiterleben, und können ihr individuelles Leben dann ruhig abschließen.

Eine zukunftsbezogene, Hoffnung gebende Chance, die erst in der Neuzeit sich voll bietet, ist die Höherentwicklung der Jüngeren über die Generationen hinweg. Die Kinder sollen es einmal besser haben als wir, ist seit jeher der Wunsch aller Eltern, und jetzt, in der Moderne, ist er auf vielfältige Weise erfüllbar. Sie haben bessere Bildungsmöglichkeiten, Abitur oder Studium, können einen Beruf ihrer Wahl ergreifen und einen höheren gesellschaftlichen Stand erlangen. Über die Arterhaltung hinaus ist es auf menschlicher Stufe ein Ziel der Evolution, die Fackel der Erleuchtung zur Menschwerdung über die Generationen hinweg weiterzureichen.

## Vergänglichkeit von Personen und ihrer Zeit

Es ist der natürliche Ablauf des Lebens, dass nicht nur jeder Einzelne, sondern auch der Zeitgeist seiner Generation und ihrer Ideale wieder vergeht. Die Hochaltrigen, die ein Jahrhundert überblicken, machen die Erfahrung, dass das Gedächtnis der Nachwelt nur eine Generation erfasst.

*Durch Generationswechsel ist den Jüngeren der Name oft gar nicht mehr bekannt. Man wird nicht mehr wahrgenommen, nicht mehr zu Vorträgen eingeladen und bekommt keine Ehrenkarten mehr für Veranstaltungen geschickt. Es passiert, dass bei der Ehrung eines Nachfolgers der eigene Name, obwohl man anwesend ist, nicht einmal erwähnt wird, und alle Verdienste dem Nachfolger zugeschrieben werden, als ob erst mit diesem die Geschichte begonnen hätte. Jede Generation schreibt die Geschichte neu.*

Erfahrene Ältere erkennen und akzeptieren das, drängen sich nicht mehr auf, nehmen nur noch aktiv teil, wenn sie dazu aufgefordert werden, und bringen ihren Namen allenfalls einmal in Erinnerung, wenn die historische Wahrheit es erfordert.

## Beziehungsnetze tragen nicht mehr

Die Ursprungsfamilie war die am stärksten prägende und bindende Gruppe. Mit Kindergarten, Schule, Beruf, Ehe und Studium kamen Gruppen und Jahrgänge zustande, die im Erwachsenenleben ein dichtes Beziehungsnetz mit ständigen engen Kontakten und Austausch führten. Jenseits von 90 ist in der Regel niemand mehr da oder zu Kontakten fähig. Im Lauf des Alterns sind immer mehr Angehörige, Kollegen und Freunde verstorben, der Kreis der Teilnehmer von Jahrgangstreffen wurde immer kleiner und nach und nach hörte alles auf.

Das Vergehen der natürlichen Gruppen des normalen Lebens kann eine Zeitlang durch Wahlverwandte ersetzt werden. Man sucht sich Menschen aus, die einem sympathisch sind, gemeinsame Eigenschaften und Interessen haben, z. B. Wandern, Singen, Theater, Fremdsprachen, und mit denen man leben kann. Es entstehen Freundschaften und ein

Beziehungsnetz, das emotional trägt. Man fühlt sich dann nicht mehr allein und lebt ein erfüllteres Leben.

Jenseits von 90 jedoch sind auch die Wahlverwandten selbst zunehmend behindert, erkranken und sterben. Sterbebegleitung, Beerdigungen, Trauerfeiern, Nachrufe werden in diesem Jahrzehnt in Abständen von Wochen zur ständigen Pflicht. Man verliert die Illusionen und der Gedanke an das eigene Ende ist stets präsent. Es bleiben dann nur noch Einzelne, zu denen man Kontakt haben kann, und das tragende Beziehungsnetz engt sich ein.

## Umgang mit schwierigen Alten

Jenseits von 90 prägen sich auch negative Züge des eigenen Charakters stärker aus, man wird rechthaberisch, ungeduldig, überempfindlich, misstrauisch, sieht das aber oft nur bei den anderen. Der Umgang mit Hochaltrigen ist dann schwierig, es gibt viele Missverständnisse und das Gespräch entgleist leicht. Es passiert, dass man die Gelassenheit verliert, sich missachtet und beleidigt fühlt, die Kontrolle verliert, sich in wütende Erregung steigert, streitet und schreit.

Im Umgang mit Alten hilft es sehr, wenn man sich nicht von deren negativen Affekten anstecken lässt, denn das führt zur Eskalation, sondern erstmal still ist, dann mit ruhiger normaler Stimme weiterspricht, das Thema wechselt und bei sich zu verstehen sucht, in welches Fettnäpfchen man da wohl getreten ist.

Ein lieber, etwas jüngerer Freund äußert leidenschaftlich, dass er eine politische Meinung vertritt, die ich verabscheue. Ich bin wütend, traurig und von ihm enttäuscht, widerspreche und er antwortet gereizt mit Argumenten, die ich nicht nachprüfen kann und als moralische Keulen empfinde. Ich entscheide mich dann dafür, still zu sein, schlucke meine Enttäuschung und Verärgerung runter, spreche mit normaler Stimme ohne Gereiztheit weiter, denke, dass jeder von seinem Standpunkt aus Recht hat – »denn sie wissen nicht, was sie tun« – und finde tatsächlich gemeinsame Schnittstellen, in denen ich ihm beipflichten kann. Unser freundschaftlicher Umgang, schien völlig wiederhergestellt, aber in der folgenden Nacht kam ein Traum: *Ich fordere meinen Freund zum*

*Duell auf Pistolen und bin absolut sicher, dass er keine Chance hat und ich ihn töten werde.* Wir erleben es täglich, dass der Kulturmensch zwar eine gute Oberfläche ist, dass aber der Naturmensch in uns auf seiner primitiven tödlichen Rache besteht. Erst seit diesem Traum bin ich wirklich mit ihm wieder versöhnt. Das Beispiel macht klar, dass wir die wunderbare Gabe haben, in Träumen und Phantasien unsere natürlichen Bedürfnisse auszuleben, und deshalb in Wirklichkeit freundlich und friedfertig sind.

Ein Beispiel für den Umgang mit behinderten Alten: Das übliche Vorurteil ist, dass alte Menschen nur Unsinn reden und immer dasselbe erzählen. Es hat also gar keinen Sinn, mit ihnen zu reden. Bei Gesellschaften dreht man ihnen den Rücken zu und die Jungen unterhalten sich unter sich. Die Alten sind von dem Gespräch ausgegrenzt und dösen vor sich hin, wenn man sie überhaupt noch am Tisch duldet.

Wenn man sich ihnen aber freundlich zuwendet und geduldig zuhört, könnte sich z. B. herausstellen, dass sie schwerhörig sind und gerade mit ihrem Hörgerät etwas nicht stimmt. Wenn man ihnen hilft, z. B. Batterie oder Filter auswechselt und dann weiter geduldig zuhört, kann es sein, dass sie auf einmal als interessierte, wenn auch etwas bedächtige Gesprächspartner teilnehmen. Bedächtig weil die Nervenleitgeschwindigkeit im Alter nachlässt, und es etwas dauert, bis sie den Sinn des Gesagten verstanden haben. Man muss geduldig sein, selbst langsam und deutlich sprechen und sich vergewissern, dass sie verstanden haben.

*Es kann dann sich als sehr sinnvoll herausstellen, mit Hochaltrigen zu sprechen, denn sie haben abgewogene und auf langer Erfahrung beruhende Meinungen und Urteile. Vielleicht kann man von ihnen sogar Rat und Hilfe bekommen, denn wissenschaftliche Untersuchungen haben nachgewiesen, dass schwierige Lebensprobleme von Mitte 70-Jährigen am besten gelöst werden.*

## Die Kunst, allein zu sein

Eine große Zahl Älterer ist am liebsten allein. Viele Verwitwete wollen gar keinen neuen Partner mehr.

Das eine Motiv ist, dass sie frei und unbehindert das tun und denken können, was sie selber wollen, ohne sich erst mit jemandem abstimmen, auseinandersetzen oder rechtfertigen zu müssen. Sie vermeiden die üblichen Spannungen, Konflikte, Streitigkeiten und Zerwürfnisse. Das fängt damit an, dass man seinen/ihren Tod als Erlösung empfindet, als Befreiung von einer Last, für sie/ihn, aber auch für sich selbst. *»Ich bin sicher, dass die harmonische Beziehung, die ich zu meiner verstorbenen Frau nachträglich gefunden habe, nicht halten würde, wenn sie noch am Leben wäre.« (ein 98-jähriger Witwer)*

Sie können sich ihre Partner frei wählen. Als Ersatz können sie sich Hunde, Katzen, Wellensittiche oder Kaninchen halten. Sie können in der Phantasie mit Partner/Innen umgehen nach Belieben, können das Haus zum Museum für Verstorbene machen, Fotos, Gegenstände, Kerzen aufstellen oder auch das Haus umräumen und alles entfernen, was an diese erinnert. Sie können im Fernsehen oder PC sich Lieblinge anschauen und nach Belieben ein- oder ausschalten.

Wirkliche Kontakte sollte man nur zu solchen halten, die einem guttun. *Eine 116-Jährige antwortete auf die Frage, warum sie so alt geworden sei, sie umgebe sich seit Langem nur noch mit Menschen, die ihr guttun. Sprechen sollte man nur mit Menschen, die wirklich mit einem sprechen wollen, von gleich zu gleich, geduldig und wohlwollend, am besten in der Stille eines Zimmers ohne störende Hintergrundgeräusche.*

Alleinsein ist eine Voraussetzung für Kreativität, das Heim ist dann eine Klausur. Von vielen Künstlern ist bekannt, dass sie ihre Werke in Klausur schaffen konnten, allein sein mussten, da sich in Gegenwart der Familien die Kreativität nicht entfalten konnte. Hochaltrige sind kreativ in vielen Formen, haben neue Idee, richten sich ihre kleine Welt ganz nach ihren Vorstellungen ein, können ihr Alleinsein genießen und kreativ nutzen.

Beziehungsfördernde kreative Ideen:

- Von niemandem etwas fordern oder erwarten.
- Jemanden etwas geben, der es braucht.
- Worauf kann ich mich heute freuen?
- Wie kann ich heute jemandem eine Freude machen?
- Wer wird sich freuen oder braucht es, dass ich ihn anrufe?
- Das auch tun!

## *Der Einsame*

Wer einsam ist, der hat es gut,
Weil keiner da, der ihm was tut.

Ihn stört in seinem Lustrevier
Kein Tier, kein Mensch und kein Klavier,
Und niemand gibt ihm weise Lehren,
Die gut gemeint und bös zu hören.

Der Welt entronnen, geht er still
In Filzpantoffeln, wann er will.

Sogar im Schlafrock wandelt er
Bequem den ganzen Tag umher.

Er kennt kein weibliches Verbot,
Drum raucht und dampft er wie ein Schlot.

Geschützt vor fremden Späherblicken,
Kann er sich selbst die Hose flicken.

Liebt er Musik, so darf er flöten,
Um angenehm die Zeit zu töten,
Und laut und kräftig darf er prusten,
Und ohne Rücksicht darf er husten,
Und allgemach vergißt man seiner.
Nur allerhöchstens fragt mal einer:
Was, lebt er noch? Ei schwerenot,
Ich dachte längst, er wäre tot.

Kurz, abgesehn vom Steuerzahlen,
Läßt sich das Glück nicht schöner malen.

Worauf denn auch der Satz beruht:
Wer einsam ist, der hat es gut.

(Wilhelm Busch)

# Kapitel 8

## Die Höhenwanderung

### Vorstufe 1 – Erweiterung des Horizonts

Seit der Homo erectus aufrecht gehen kann, hat er sein Revier verlassen und ist immer weiter gewandert. Er hat seinen Horizont immer mehr erweitert und neue Reviere entdeckt. Irgendwann sind Transportmittel, Ochsen, Kamele, Pferde, Räder, Wagen hinzugekommen, sodass nicht Erwandern, sondern Erfahrung zum Wort für die permanente Weiterentwicklung des Menschen geworden ist. Erfahrung steht für die tägliche Horizonterweiterung, die uns ständig etwas wissender macht. Wir machen gute und schlechte Erfahrungen, aus denen wir lernen, und können die anderen und uns selbst danach besser einschätzen, Das geht bis zum Tod, und für die, die sich mit uns identifizieren, auch über unseren Tod hinaus.

### Vorstufe 2 – Höherentwicklung

**Quantensprung**. Was hier nach den Gesetzen der Physik geschieht, setzt sich auf den höheren Ebenen der Psychologie des Menschen fort. Der Quantensprung ist ein Begriff aus der Frühzeit der Quantenphysik (Begründer Max Planck 1858–1947) und meint, dass Elektronen sprunghaft auf ein höheres Energieniveau wechseln können. 2019 wurde ergänzt, der »Sprung« komme mit langsamen Vorzeichen.

»Stirb und Werde« ist der ewige Kreislauf alles Lebendigen

Täglich sterben in unserem Körper Hunderttausende von Zellen ab und werden durch neue ersetzt. Täglich entstehen im Körper Defekte, die ständig repariert werden.

Und solang du das nicht hast,
Dieses Stirb und Werde!
Bist du nur ein trüber Gast
Auf der dunklen Erde.
(*Goethe, Selige Sehnsucht*)

**Im hohen Alter** werden abgebaute Zellen nicht mehr ausreichend durch neue ersetzt, sodass viele Organe zunehmend versagen. Auch werden die nötigen Reparaturen nicht mehr vorgenommen, Ebenso vergessen wir im hohen Alter zunehmend mehr und nehmen weniger auf.

Der letzte Akt ist gänzliches Vergessen...
ohn Zahn, ohn Aug, ohn alles.
(*Shakespeare, Wie es euch gefäll*)

*Die vertrauten Bezugspersonen sterben und man bleibt vereinsamt zurück.*

## Lebenstriebe und Todestrieb – Eros und Thanatos

Freud hat ein Modell entwickelt, nach dem Leben und Sterben von gegenläufig wirkenden Triebkräften in uns selbst gesteuert wird (vgl. Einleitung). In symbolischer Darstellung als Personen der Mythologie wird es menschlicher.

Eros, der Gott der Liebe in der griechischen Mythologie, steht für Aufbau und Erhalt des Lebens, Thanatos, der Gott des Todes, für Abbau und Untergang. Die unbelebte, anorganische Natur (Quantensprünge) ist in den Kreislauf als Ursprung und als Endstation der Rückkehr einbezogen. Der Lebenstrieb hat daraus im Meer belebte Einzeller durch Verbindungen zu immer höheren Organisationsformen (Organen) entstehen lassen. Thanatos, der Todestrieb, baut ständig alles wieder ab, bis wir über viele Abbaustufen wieder zu anorganischen Stoffen und zuletzt zur Asche geworden sind, die in der Urne Platz hat.

Dieses Modell von Freud gibt uns die Chance, das Wirken der Zerstörungsprozesse zu durchschauen und sie aufzuhalten und zu verzögern.

Das können wir, indem wir unsere Vorurteile und Abwehrmethoden erkennen, z. B. die Vogel-Strauß-Methode: Wir machen die Augen zu und glauben, dass das, was wir nicht sehen, auch nicht existiert und uns nicht gefährlich werden kann.

## Frühkindliche Entwicklungssprünge

Jedes Kind hat den Drang, groß zu sein. Es bewegt sich, lernt laufen, wird sauber, ist neugierig, probiert, lernt, macht Erfahrungen. Manche Entwicklungen erfolgen wie Quantensprünge: das Dreimonatslächeln, das Nein-Sagen, die Trotzphasen, das Lesen- und Schreibenlernen. Mit jeder Stufe ist ein qualitativ höheres Funktionsniveau erreicht, das das Denken und das Weltbild auf eine vorher nicht vorstellbare und irreversible Weise verändert. Wer lesen gelernt hat, der kann keine Schrift, keine Reklame, kein Straßenschild mehr ungelesen lassen oder als Einzelbuchstaben sehen.

## Jenseits von 90 – eine Höhenwanderung

Die Erfahrungen, die man im Laufe seines Lebens gemacht hat, haben dem Weg festen Boden gegeben und ihn immer etwas höher werden lassen. Im hohen Alter ist das ein Berg geworden, und man wandert wie auf einem Höhenweg. Man blickt jetzt auf ein langes Leben zurück und sieht es jetzt aus höherer Warte. Man hat aus dieser Perspektive Weitblick und Überblick. Nebensächliche Details sind nicht mehr sichtbar, man sieht die großen Linien und erkennt das Wesentliche.

Eine erstaunliche Veränderung ist, dass mein teleskopischer Blick hinunter auf die Epochen und Szenen meiner Biographie immer verfügbar ist. Im Anschluss an Träume oder bei Tagträumen sehe ich sofort die zugehörigen Erlebnisse aus meiner Vergangenheit. *Es ist, als ob ich eine Taucherbrille aufhätte und würde statt des Wasserspiegels die Korallenriffe und Fischschwärme in der Tiefe sehen. Ich höre dabei auch gleich die Musik mit, den ganz besonderen Affekt-Akkord, der für jeden Traum und jede Szene spezifisch ist.* Als Jahreszeit des Lebens gesehen ist *Jenseits von 90* im späten Herbst und man kann die Früchte der Reife voll genießen, auch wenn einige bittere dabei sind.

## Denksprünge im Alter

Mit zunehmendem Alter wird man klüger. Dieses Faktum ist Allgemeinwissen und drückt sich in vielen Sprichworten und Redensarten aus. Der Psychoanalytiker Wilfred Bion hat nachgewiesen, dass auch im hohen Alter noch Entwicklungssprünge erfolgen, die das Denken auf ein qualitativ höheres Niveau heben. Das Vorherige erscheint dann in anderem Licht, und man erkennt, dass es mangelhaft war und Wesentliches noch nicht begriffen werden konnte. Bion hat Krankengeschichten Jahrzehnte später nochmal gelesen und festgestellt, wo sich sein Verständnis verändert und vertieft hatte (Bion, 1967). Nimmt man das als gültige Regel an, dann gibt es den Hochaltrigen Hoffnung, dass sie Wesentliches und Richtiges immer klarer erkennen werden.

Andererseits ist es eine bittere Erkenntnis, dass man von manchen Jüngeren nicht verstanden werden kann, weil sie einfach noch nicht soweit sind, um das zu begreifen. Es ist, als ob man einem Kind, das noch nicht lesen kann, einen geschriebenen Text vorhält. Sie halten es für sinnloses oder überhebliches Gerede und wenden sich ab. Manche sind beleidigt und empört. Es ist eine Quelle von Missverständnissen und Entfremdung zwischen den Generationen.

## Die Zukunft des Menschseins – Das dritte Prinzip

Das Gehirn des modernen Menschen hat eine ungeheure Plastizität, passt sich an und kann, wenn es gefordert wird, bis ins höchste Alter noch neue Hirnzellen und Synapsen bilden. Nachweisen kann man das z. B. beim Klavier- oder Schachspielen, wichtiger ist aber, dass man die Aufgaben des täglichen Lebens, die im Alter immer schwerer werden, selbst übernimmt, es mindestens probiert, bevor man Hilfe annimmt.

Das menschliche Gehirn kann viele Mängel und Defekte ausgleichen:

- Bei Altersschwerhörigkeit hebt das Hörgerät die Lautstärke so an, dass man Konsonanten wieder unterscheiden und dadurch viele Worte hören kann. Jenseits des Trommelfells erkennt das Gehirn mit Hörnerv, Hörbahn und Hörzentrum die Bedeutung der Worte und kann den Sinn eines Satzes aus dem Zusammenhang verstehen. So können Schwerhörige in geräuscharmer Umgebung an Gesprächen einzeln oder in kleinen Gruppen teilnehmen und brauchen sich nicht ausgegrenzt zu fühlen. Dabeisein-Dürfen ist sehr wohltuend und das Gespräch von Mensch zu Mensch ist das Beste, was wir haben.
- Bei Blindheit oder Farbenblindheit, die im hohen Alter durch das Versagen verschiedener Organe häufig eintritt, wird z. B. ein Spaziergang im Freien unerträglich, weil man die Erde nur als schwarz und den Himmel als blendend weiß wahrnimmt. Das Gehirn jedoch versucht das auszugleichen, indem es die vielen von dieser Umgebung in der Erinnerung gespeicherten Bilder vergleicht und nach und nach erkennt, dass es sich um einen Spaziergang handeln muss, auf einer grünen Wiese und oben um den blauen Himmel, mit weißen Wolken. Nach einer Zeit der Gewöhnung ist dann der Eindruck einer natürlichen Landschaft wieder da, und es macht wieder Freude, draußen in der Natur zu sein, wenn auch die strahlende Farbigkeit für immer verloren ist.

Das Gehirn behält seine Plastizität und bleibt uns ein guter Begleiter, solange wir leben.

Sigmund Freud versucht 1911 die Entwicklung des Menschen in zwei Prinzipien zu formulieren: Das Primäre strebt nach Lustgewinn und verdrängt alles, was Unlust verbreitet. Wir halten diese für die älteren, primären, für Überreste aus einer Entwicklungsphase, in welcher sie die einzige Art von seelischen Vorgängen waren.

Das Gedachte (Gewünschte) wird halluziniert, die Enttäuschung, dass die erwartete Befriedigung so nicht zu erreichen war, führte dazu, das Primärprinzip aufzugeben und das Realitätsprinzip einzuführen. So musste sich der psychische Apparat entschließen, die realen Verhältnisse der Außenwelt vorzustellen und die reale Veränderung anzustreben: Es wurde nicht mehr vorgestellt, was angenehm, sondern was real war, auch wenn es unangenehm sein sollte.

Dazu kamen Sinnesorgane, welche die Außenwelt periodisch abzusuchen hatten, und Bewusstsein und Aufmerksamkeit, um die Daten der Außenwelt wahrzunehmen, und das Gedächtnis, um die Ergebnisse zu deponieren.

*Urteilsfällung*, welche entscheiden sollte, ob eine bestimmte Vorstellung wahr oder falsch, das heißt im Einklang mit der Realität sei oder nicht, und durch Vergleichung mit den Erinnerungsspuren der Realität darüber entschied.

Des Lustprinzips Motorik, die durch Mimik und Affektäußerungen Entlastung verschafft hatte, erhielt jetzt eine neue Funktion, indem sie zur zweckmäßigen Veränderung der Realität verwendet wurde. Sie wandelte sich zum *Handeln. Das sich aus dem Vorstellen ergebende Denken wurde als Probehandeln gesehen.*

Von der Realität ausgenommen bleibt die Denktätigkeit, die als Phantasien und Tagträume stets mit den Wünschen nach direkter insbesondere sexueller Lustbefriedigung spielt.

In Wirklichkeit bedeutet die Ersetzung des Lustprinzips durch das Realitätsprinzip keine Absetzung des Lustprinzips, sondern nur eine Sicherung desselben. Eine momentane, in ihren Folgen unsichere Lust wird aufgegeben, aber nur darum, um auf dem neuen Wege eine später kommende, gesicherte zu gewinnen. Die *Religionen* haben in konsequenter Verfolgung dieses Vorbildes den absoluten Lustverzicht im Leben gegen Versprechen einer Entschädigung in einem künftigen Dasein durchsetzen können; eine Überwindung des Lustprinzips haben sie auf diesem Wege nicht erreicht. Am ehesten gelingt diese Überwindung der *Wissenschaft*, die aber auch intellektuelle Lust während der Arbeit bietet und endlichen praktischen Gewinn verspricht.

Die in der Neuzeit gewonnenen Jahrzehnte, in denen viele körperlich und geistig fit geblieben sind, schaffen eine historisch neue Situation. Die moderne Umwelt bietet für das körperliche Wohl und die geistigen Bedürfnisse viele Optionen und Befriedigungen. Die Erfahrungen, die wir *Jenseits von 90* mit der Umwelt und dem Verhalten von Menschen machen, legen es nahe, eine Veränderung der menschlichen Natur zu wünschen. Negative Anlässe sind die wieder zunehmenden destruktiven Aggressionen und die Auflösung des Sinns für orientierende, tradierte Werte. Die Neuerwerbung der jetzt auf der Höhe lebenden *Jenseits von 90*, ihre Träumereien und ihre Art, das Wesentliche zu denken, ihr Verhalten im Alltag und ihre Kreativität können als Indizien dafür gesehen werden, dass sich ein **drittes Prinzip des Menschseins** formuliert. Manche sind schon über die jetzige Höhe hinaus. Das ist ein lohnendes Thema weiterer Forschungen.

# Kapitel 9

## Altersmilde statt Alterszorn – der Umgang mit Affekten

Viele Ältere sind ausgeglichen und zufrieden. Sie empfinden Freude am Leben, pflegen freundlichen Umgang mit anderen, sind versöhnlich gestimmt und sehen ihrer Zukunft gelassen entgegen. Andere sind verbittert, fühlen sich benachteiligt und ausgegrenzt, können keine Freude am Leben mehr empfinden und sehen ihre Zukunft pessimistisch. Weit verbreitet ist der Alterszorn, der sich gegen Jüngere richtet oder auch gegen »die da oben«, denen man die Schuld an den Übeln der Welt zuschreibt.

Jeder Ältere hat seine persönliche Aura von Stimmung, Gefühlen und Affekten, die im Gespräch leicht überspringen und sich unmittelbar mitteilen. Affekte, die man im Alter empfindet, sind das Ergebnis der Erfahrungen, die jeder in der einmaligen Geschichte seines Lebens gemacht hat. Ein ganzheitliches Verständnis hilft, sich von belastenden Affekten zu befreien und bessere zu fördern.

### Natürliche Vorstufen

Die meisten starken Affekte des modernen Menschen sind Fortsetzungen und Weiterentwicklungen von natürlichen Instinkthandlungen, die im Tierreich normal sind. Wir halten uns für Menschen, verhalten uns aber wie Tiere: *In jeder Familie wie früher in jeder Horde bestimmt der Vater/das Leittier über die Kinder und über alle Frauen. Werden die Söhne/Jungbullen geschlechtsreif, möchten sie alle Frauen, auch ihre Mütter begatten, werden sie stärker, möchten sie ihre Väter/das Leittier töten und sich an seine Stelle setzen. Sie provozieren, um zu testen, ob er sich noch wehren kann, und greifen an, wenn er zu schwach geworden ist; der Sinn ist, dass nur der Stärkste das Leittier einer Herde sein kann.*

Weitere animalisch-archaische Affekte des modernen Menschen ergeben sich z. B. aus dem Bedürfnis nach einem eigenem Revier oder aus dem Bestreben, in der Hackreihe, der Rangleiter von Macht und Geltung möglichst weit nach oben zu gelangen.

## Affektreifung durch Vatermord

Sigmund Freud, der Begründer der Psychoanalyse, entdeckte bei seinen Patienten und bei sich, dass verdrängte schlimme Ereignisse (Traumatisierungen) nach einer bestimmten Latenzzeit im Erleben wieder auftauchen, z. B. als depressive Verstimmung. Er versuchte das wissenschaftlich zu fassen und kam zu der Überzeugung, dem müssten analoge Vorkommnisse in der Frühgeschichte der Menschenart zugrunde liegen. Er stellte eine Hypothese auf, die die Entstehung der wichtigsten Affekte erklärt (Freud).

Nach dieser Phantasie lebten die Menschen der Vorzeit ursprünglich in Urhorden, die von einem tyrannischen Urvater beherrscht wurden. Vom Brüderclan seiner unterdrückten, zornigen Söhne wurde er so sehr gehasst, dass sie ihn schließlich ermordeten und – da sie noch Kannibalen waren – verspeisten. Einige Zeit nach dem Mord seien dann *reifere menschliche Affekte* wie Reue und Schuldgefühle entstanden, denn der Urvater sei ambivalent auch geliebt und verehrt worden.

Der Vatermord in Urzeiten sei der Grund für die Urschuld, die in den Religionen als Erbsünde und in Neurosen und Psychosen der modernen Menschen als unerklärliches **Schuldgefühl** immer wiederkehre. Die Triumphgefühle und Hochstimmung bei der Totem-Mahlzeit der Urbrüder und die Katerstimmung von Reue und Niedergeschlagenheit danach seien die Ursache für unsere täglichen Stimmungsschwankungen zwischen Hochs und Tiefs und ins Krankhafte gesteigert in den manisch-depressiven Affektpsychosen.

Gleichzeitig sei der Vatermord auch der **Beginn der Kultur**, die Umwandlung archaischer Mordlust in menschliche Schuldgefühle und kontrolliertes soziales Verhalten. Durch Reaktionsbildung (Verkehrung ins Gegenteil) werden primitive Affekte in menschliche verwandelt: z. B.

Grausamkeit in Mitleid, Feindseligkeit in Freundschaft, Hass in Liebe. Es entstehen soziale Regeln und Gebote, um miteinander leben zu können.

Im Alltag des modernen Menschen ist die Bedrohung durch Söhne und Nachfolger häufig. Sie machen Väter und Vorgesetzte schlecht, wollen sich an ihre Stelle setzen; Oberärzte führen Kunstfehlerprozesse gegen ihre Chefärzte und wollen sie absetzen; das habe ich mehrmals erlebt. Freud selbst glaubte 1912, er sei der Urvater für seine Schüler Jung und Stekel, die sein Ende kaum abwarten könnten. Er gewann jedoch Abstand von seinen belastenden Affekten und wehrte sich u. a. mit der sarkastischen Bemerkung, die Nachricht von seinem Tod sei stark übertrieben, und er meinte, ein wenig Zorn müsse man dem Urvater schon zugestehen.

## Von urzeitlicher Melancholie zu menschlicher Trauer

Als Nachklang aus der Urzeit von Kannibalismus erfolgen auch heute noch die Beziehungen zu Personen unbewusst nach dem Muster des Nahrungsdurchgangs durch den Körper: Geliebte Personen werden einverleibt, *man hat jemand zum Fressen gern*. Er tut einem gut und wird bei Trennung wieder ausgeschieden. Die Liebe geht durch den Magen (Abraham).

Da jeder Liebe und Bindung an eine Person normalerweise auch etwas Hass, Abgrenzungsbedürfnis und Trennungsbereitschaft beigemischt ist (Ambivalenz), kann ein verlorenes, überwiegend ambivalentes Objekt (Person oder Idee) nicht ausgeschieden werden, sondern bleibt als etwas Unverdauliches, Hassvergiftetes in einem liegen, und es entsteht der krankhafte Affekt Melancholie mit Suizidneigung und schweren Selbstanklagen, die unbewusst die Bedeutung von Anklagen gegen das Verlorene haben (Freud, 1917e). Den Anklagen und der schuldbewussten Niedergeschlagenheit liegt dabei die Stimmung vor und nach der Verspeisung des Urvaters zugrunde.

**Die Fähigkeit zu trauern.** Dem archaischen Affekt Melancholie stellte Freud die Fähigkeit zur Trauer gegenüber, Gefühle auf reiferer Stufe, die den individuellen Abschied in angemessener Zeit – das Trauerjahr – möglich machen. Freud selbst fühlte sich diesen Affekten mehrmals ausgesetzt und lernte damit umzugehen. Nach dem Bruch mit Fließ wie mit Jung machte er einen schmerzlichen Trauerprozess durch, wobei er sich passager intensiv mit den verlorenen Objekten identifiziert fühlte. Die Fähigkeit zu Trauer- und Trennungsarbeit (*»mourning and separation«*, Pollock) ist eine wichtige Voraussetzung, um nach schweren Verlusten wieder ins Leben zurückzufinden.

## Der Instinktkreis als animalischer Affektablauf

Auf der animalischen Stufe laufen die Triebbefriedigung und die begleitenden Affekte nach einem schematischen Instinktmuster ab: Der Kreis beginnt mit Hunger, Durst oder Brunft, dann folgen Suche nach Beute oder Sexualpartnern, Jagd, Töten und Fressen oder Begattung und danach kommen Triebruhe und Schlaf. Es kann immer nur ein Trieb gleichzeitig ablaufen, z. B. wird während der Jagd kein Sexualobjekt wahrgenommen.

*Auf einer Safari konnten wir einer Löwenfamilie, direkt danebenstehend, beim Fressen zusehen, aber wehe, nach der Sättigung wären wir sofort wieder als Beute wahrgenommen und erlegt worden.*

## Affekte als Signale an den Körper

Die Affekte sind spezielle **Bereitstellungsmuster, um den Körper** auf einen bestimmten Instinktablauf vorzubereiten. Zorn und Wut stellt die Körperhaltung und die Muskelspannung auf Kampf oder Flucht ein, während Angst auf Schutz und Verteidigung vorbereitet. Hunger disponiert zu Jagd und Nahrungsaufnahme, Gesättigtsein zu Schlaf und Verdauung.

Bei der Entstehung des menschlichen Gehirns bildete sich als Übergang von den weißen zu den grauen Regionen die Gehirnformation des Limbischen Systems (limbus, lat.: Saum), in dem u. a. die Emotionen verarbeitet, die animalischen Instinkte für das planende Gehirn verfügbar gemacht werden. Die Signale des Gehirns werden durch feinste Nerven (Sympathikus und Vagus) in jedes Organ überbracht. Alle Organe des gesamten Körpers schwingen mit den Gefühlen mit und bringen diese als Körpersprache oder z. B. als Symptom oder psychosomatische Krankheit zum Ausdruck.

## Der Fluch des modernen Menschen – die Leidenschaften des Ödipus

In geschichtlicher Zeit hatte sich schon der in Städten lebende moderne Mensch entwickelt. Seine Erfahrungen waren über Jahrtausende in Mythen, Sagen und Erzählungen mündlich weitererzählt worden und wurden seit der Erfindung von Schriften vor ca. 5.000 Jahren schriftlich gefasst.

Der **Dramatiker Sophokles (497/496–406/405 v. Chr.)** stellte in Dramen dar, dass die zwiespältigen Gefühle zu Vätern, Lehrern, Vorgesetzten und die problematische Liebe zu Müttern und Frauen nach Muttervorbild Leidenschaften sind, die mythologische Wurzeln haben, aber noch heute alltäglich die Beziehungen zwischen den Generationen beherrschen.

In »König Ödipus« unterliegt Ödipus, der Sohn des Königs von Theben Laios, dem Fluch, seinen Vater umzubringen und seine Mutter Iokaste zu heiraten. Laios setzte deshalb seinen Sohn in einem Gebirge aus und ließ ihm die Knöchel durchbohren und die Füße fesseln (Ödipus = Schwellfuß). Er wird aber durch einen Hirten, der Mitleid hat, gerettet und Zieheltern übergeben. Erwachsen geworden, erschlug er seinen Vater, den er für einen Fremden hielt, weil dieser den Weg nicht freigeben wollte. Da er das Rätsel der Sphinx lösen konnte, wurde er König von Theben, bekam unwissend seine verwitwete eigene Mutter zur Frau und zeugte mit ihr vier Kinder. Ödipus schwere Schuld wird später aufgedeckt, Jokaste erhängt sich, er blendet sich selbst und wird aus Theben verbannt.

Sigmund Freud erkannte, dass die in diesem Drama dargestellten ungezähmten Affekte von Angst, Zorn und Gewalt auch heute noch die liebevolle Verbundenheit zwischen Eltern und Kindern bedrohen und ständig wirksame, unbewusste Konflikte sind. Er entdeckte auch bei sich selbst, dass seine Liebe zum Vater mit Hass gemischt war.

*Es ist eine archaische Endlosschleife für beide Generationen. Jeder Sohn hat eine starke Bindung an seine Mutter und kommt mit ihr gut aus, und jeder Sohn möchte sich in seinen Phantasien und später real an die Stelle des Vaters setzen und kommt mit ihm nicht so gut aus. Wenn man sich im Wege ist, erfolgt symbolisch der Vatermord.*

*Jeder Vater ist in Gefahr, seinen kleinen Sohn zu demütigen und zu entwerten. Extreme Beispiele sind Könige und Zaren, die ihre Söhne ausgesetzt oder eingesperrt haben oder sie haben umbringen lassen.*

Auf reiferer Stufe sind die Beziehungen zwischen Vätern und Söhnen von gegenseitiger Zuneigung getragen. Söhne haben den natürlichen Wunsch, es den Vätern gleichzutun, übernehmen Beruf und Identität des Vaters, tradieren seine Werte und wollen ihn möglichst übertreffen. In zivilisierten Gesellschaften überwiegt diese gute und tiefe Beziehung. Auch in der Sage sind reifere Bestrebungen enthalten. *Ödipus wird nur aus Mitleid – einer Reaktionsbildung gegen Grausamkeit – vor dem sicheren Tod gerettet. Er selbst will den Fluch nicht erfüllen und geht von den Zieheltern weg, weil er sie für seine Eltern hält. Er kann seinen Vater nur versehentlich erschlagen, und seine Mutter nur irrtümlich lieben, weil er sie für Fremde hält.* Das Drama lehrt, dass wir oft blind sind, unser Schicksal nicht selbst bestimmen und es nicht voraussehen können.

## Begleitmusik des Lebens

In der Jugend erlebt man alles intensiv und gefühlsbetont. Man ist glücklich, wenn es gut läuft, Wünsche sich erfüllen, man Erfolge hat, Zuwendung, Anerkennung und Lob findet. Man ist traurig, wenn man Misserfolge hat oder sich jemand abwendet.

Man ist neidisch und missgünstig, wenn ein anderer mehr Erfolg hat, man hasst und hat böse Wünsche, wenn man jemanden als Feind empfindet, man ist von Rachedurst vergiftet, wenn man sich von jemanden beleidigt fühlt.

In der Jugend folgen die Gefühle noch ganz dem Muster des Instinktkreises. Ein Bedürfnis oder ein Wunsch muss wie ein Instinktablauf imperativ erfüllt werden und es tritt nicht Ruhe ein, bevor das Ziel erreicht ist. Das jugendliche Glücklichsein ist noch körperorientiert: festliches Essen, Alkoholtrinken, früher auch Prügeleien, Tanzen, Sex. Nach erfolgter Befriedigung geht alles in Schlaf über. *»Himmelhoch jauchzend, zu Tode betrübt, glücklich allein ist die Seele, die liebt« (Goethe)* besagt, dass alles noch in Gegensätzen verläuft, schwarz oder weiß, Liebe oder Tod wie bei *Romeo und Julia*. Man will alles oder nichts, ganz und ungeteilt, und das sofort.

*»Jugend ist Trunkenheit ohne Wein« (Goethe),* macht deutlich, dass in jüngeren Jahren eine heitere Grundstimmung vorherrscht. Das Wort »Stimmung« zeigt die Nähe zu Stimme, Singen und Musik an. Gefühle drücken sich aus in Jauchzen, Singen, Liedern und Opern oder in Klagen, Jammern und Elegien.

*Träume sind Wunscherfüllungen, und das ist eine weitere Quelle des Wohlbefindens. Die Traumarbeit will für unsere Probleme Lösungen finden, die unsere wilden Wünsche in sozial tragbare umwandeln, sodass wir zufrieden und glücklich sein können. Unsere Probleme werden als emotionale vorgestellt und die Lösungen werden am Leitfaden der gleichen affektiven Situationen im Archiv unseres Lebens gesucht. Die Bilder und Szenen des Traums sind beim Aufwachen schnell vergessen, aber die Emotionen des Traums wirken nach und geben die Stimmung des Tages vor. Das wird in den Tagträumereien fortgesetzt. Für diese ständige* **Begleitmusik des Lebens achtsam zu sein, kann viel helfen**, *unsere Gefühle zu verstehen und besser mit ihnen umzugehen.*

## Im Auge des Sturms

Mit zunehmender Erfahrung wird man vorsichtiger. Man hat erlebt, wie anfängliche Begeisterung oder große Liebe ins Gegenteil umschlagen können, wie Hoffnungen sich zerschlagen. *Liebe macht blind*, und man begreift hinterher, dass man das auch vorher hätte sehen können. *Durch Schaden wird man klug*. Man fängt Neues nicht mehr so unbedacht an, sondern überlegt sich vorher, wie es vielleicht ausgehen könnte: *et respice finem (lat.: und bedenke das Ende).*

Die Voraussetzung ist, dass man lernt, sein eigenes emotionales Erleben mit Abstand zu reflektieren, z. B. in dem man sich vorstellt, als

Zuschauer in einem Theater zu sitzen, in dem auf der Bühne die Szenen seines Lebens aufgeführt werden. In der Sprache der Psychoanalyse ist es die psychoanalytische Haltung, die *Spaltung des Ichs* in einen beobachtenden Anteil, der den erlebenden aus Distanz betrachtet. Hilfreiche Bilder für diese Haltung sind der Fluss oder See, dessen emotionale Wirbel man vom Ufer aus betrachtet, oder man befindet sich auf einer stillen Insel, vom Meer umtost, oder man ist im Auge des Sturms der Gefühle. Das hilft, sich aus der Gewalt der instinktgesteuerten Leidenschaften zu befreien und auf menschlicher Ebene besonnen und vernünftig damit umzugehen.

## Verzicht auf eigenen Willen und auf Zorn

Die Philosophen der Stoa haben schon vor über 2.000 Jahren wertvolle Ratschläge gegeben, um die Gelassenheit des Alters zu finden:

- *Verzicht auf Rechthaberei* und darauf, über andere nach unserem Willen zu bestimmen. Als Ältere müssen wir uns damit abfinden, dass die Zeit der eigenen Machtfülle vorüber ist. Wir können die anderen nicht mehr ändern. Nur im eigenen Inneren sei die Quelle des Guten, und sie sei unversiegbar, wenn man nur danach grabe.
- Alles geschieht, wie es geschieht, und wenn es unseren Wünschen entgegenläuft, wollen wir es nicht mehr mit Gewalt ändern und werden auch nicht mehr zornig.
- Wenn etwas sehr belastend ist, hilft die Vorstellung, wir hätten *es selber so gewollt*. Das hilft sofort, man sieht neue Aspekte, wird zufrieden und auch der gefährliche Körperstress beruhigt sich.
- Die Praemeditatio malorum besagt, man solle sich alles Schlimme, wovor man Angst hat, *als worst case vorstellen*, und was man dann tun werde. Die Vorstellung verschaffe Unabhängigkeit und Gelassenheit als höchstes Glück. Es verliere dann seinen Schrecken, und wenn es nicht eintrete, umso besser.
- Die *Angst vor dem Tod ist unbegründet*, denn wenn er eintritt, sind wir schon aufgelöst und nicht mehr dabei. Wir sollten uns aber vor Augen halten, dass wir vergänglich sind und jeder Tag kostbar ist. Das Leben ist nicht zu kurz, sondern wir verschwenden es nur, weil wir seine Kostbarkeit nicht

erkennen. Wir sollten deshalb jeden Tag so leben, als wäre er der letzte (Seneca, 1–65 n. Chr.). Unsere Vergänglichkeit täglich vor Augen zu haben, bewahre uns vor kleinlichen Gedanken und übermäßigen Begierden. »Nah ist die Zeit, da du alles vergisst, nah ist die Zeit, da alle dich vergessen.« (Marc Aurel, 121–180 n. Chr.)
- *Zorn und heftige Erregungen sind sinnlos*, denn die Außenwelt kümmert sich nicht darum.
- Zorn macht Bereitstellung zu Kampf oder Flucht. Das spaltet in Freund oder Feind. Es löst den Fluchtreflex aus, und oft geht dann ein Gesprächspartner reflexmäßig weg. *Seitdem mir meine Kinder einmal sagten, sie würden lieber wegbleiben, wenn ich weiter so ungehalten sei, verzichte ich auf Zorn und Rechthaberei und die Beziehung ist seitdem viel harmonischer.*
- Zorn ist ein Affekt für Krieger und Tyrannen. Auf seinen Zorn verzichten, bedeutet, sich auf die höhere menschliche Stufe des miteinander Verhandelns zu begeben: Frieden statt Krieg.
- *Sinn des glückseligen Lebens* seien die Freuden des Alltags, die Schmerzlosigkeit des Körpers, die Ruhe des Geistes, Vernunft und Selbstgenügsamkeit. Verzicht auf Begierden – alle Freuden mit Maß (Epikur, 341–270 v. Chr.).

## Der Fluch der Götter in uns – jenseits von 90

Aus der Zeit der Sagen und Mythen ist aus dem Zorn des jungen Ödipus, der seinen Vater umbringt, eine Generation später der Zorn des starrsinnigen alten *»Ödipus auf Kolonos«* geworden. Ödipus ist das Altenbild eines verbitterten blinden Mannes, der von seiner Tochter Antigone geführt werden muss. Er klagt empört den Fluch der Götter an, lehnt es in seinem blinden, destruktiven Alterszorn ab, seinem Sohn zu helfen, sondern verflucht und verstößt ihn, sodass seine Söhne sich gegenseitig umbringen und Antigone, die verbotenerweise eine Bestattung ihres Bruders vornimmt, zur Strafe eingemauert wird und sich erhängt. Das zieht den Tod ihres Verlobten und dessen Mutter nach sich. Ödipus steht in dieser archaischen Endlosschleife für beide Generationen und der alte Ödipus setzt den tödlichen Kreislauf des Fluches fort. Es gibt nur die bösen Affekte im Dienste des Todestriebs. Sich selbst allerdings gesteht er die grandiose Lösung zu, von den Eumeniden in eine Erdspalte aufgenommen und dadurch selber zum Gott zu werden!

Sigmund Freud hat als erster durchschaut, dass die Affekte und unbewussten Handlungsabläufe des Ödipus-Dramas im modernen Menschen alltäglich wirksam sind und oft unheilvolle destruktive Auswirkungen haben. Die bösen Götter sind in uns und ihr Fluch wirkt sich auf uns aus. Die psychoanalytische Psychosomatik hat nachgewiesen, dass ganz bestimmte kardiotoxische Affekte (Feindseligkeit, Aggressionsbereitschaft und Unterdrückung von Ärger) uns umbringen. Nach klinischer Erfahrung ist es oft der Streit um Erbfragen, Geschäftsfähigkeit, Pflegebedürftigkeit, Heimunterbringung und Verkauf des Vaterhauses, die bei den Alten Angst, Zorn, Verbitterung und Rachewünsche auslösen und sie in lebensgefährlichen Stress bringen. Die arteriosklerotisch veränderten Gefäße, Coronarsklerose, Herzschwäche können bei zorniger Erregung leicht zu Verschluss oder Embolien mit Herzinfarkt führen, es trifft einen der Schlag. Ödipus hatte beim alten Laertes nochmal besondere Chancen, jeder Rüpel kann einem umbringen.

## »Friedlich und heiter ist dann das Alter«

So lautet die Schlußzeile des Gedichts »Abendphantasie« (1799):

> Komm du nun, sanfter Schlummer!
> Zu viel begehrt das Herz;
> doch endlich, Jugend! verglühst du ja, Du ruhelose, träumerische!
> Friedlich und heiter ist dann das Alter
> *(Friedrich Hölderlin, 1770–1843)*

Jenseits von 90 kommen die Befriedigungen nach dem körperlichen Instinktkreis seltener vor und sind weniger intensiv, denn die Organe versagen, entgiften langsamer und produzieren weniger Hormone; Gelenke, Sehnen, Schleimhäute trocknen aus, die jugendlichen Leidenschaften verglühen.

Dennoch haben die meisten eine zufriedene Stimmung und Ruhe des Gemüts gefunden. Die Einschränkung des Lebens auf einen kleinen

Kreis tut gut. Vita reducta. Immer mehr Aktivitäten werden zu schwer. Erst freut man sich wie ein Schulkind, wenn man sie schwänzt, dann gibt man sie auf. Da die Körperschwäche längere Ruhepausen erzwingt, stellt sich ein ökonomisches Gleichgewicht her, mit dem man als Rentner ohne viel Stress behaglich leben kann.

Jahreszeiten: symbolisch ist es später Herbst. Die meisten sind mit ihrer Lebensernte einigermaßen zufrieden; manche lieben den Herbst besonders und genießen die Früchte, die ihnen in den Schoß fallen. *Was man in der Jugend entbehrte, hat man im Alter die Fülle (Goethe).* Wir leben im Schlaraffenland und können unser paradiesisches Revier ganz nach Geschmack einrichten.

Viele zieht es in die Natur. Sie richten sich im Garten eine Ecke ein oder im Stall bei ihren Hühnern einer Ranch oder sie leben in einem Wintergarten, geschützt im Haus, aber umgeben von Natur.

Es gibt 289 Arten des Glücks im Alter, unter denen man die Wahl hat. Seinen Besitz, seine Kunstsammlung, seinen Schmuck, sein Haus kann man zufrieden betrachten. Viel wichtiger ist das Glück, das aus Beziehungen zu Personen entsteht. Die nächsten zwei Generationen, Kinder und Enkel, haben schon ihre eigenen Familien und leben oft weit entfernt, aber auch gelegentliche Verbindungen machen glücklich. Das Enkelglück hebt sich besonders heraus, weil wir in den Enkeln und Urenkeln weiterleben und uns das von unseren Unsterblichkeitsphantasien befreit. Haustiere wie Hunde, Katzen, Kaninchen, Kanarienvögel, aber auch Bücherschreiben dienen als Ersatzkinder.

Das *Beziehungsnetz* besteht in diesem Alter ganz überwiegend aus Wahlverwandten, die durch Sympathie und gemeinsame Interessen zustande kamen. Es schafft ein wohltuendes Gefühl, von Wohlwollen, Güte und Freundschaft getragen zu werden und nicht allein zu sein. Es hält im Leben. Freunde anrufen oder sie einladen gibt gute, festliche Stimmungen. Überhaupt sollte man das Leben als ein heiteres Spiel miteinander ansehen und aus jeder Gelegenheit ein kleines Fest machen. Man kann dazu beitragen, indem man sich überwindet, eine Leistung zu bringen, etwa anstrengende Gymnastik oder ein unangenehmes Telefonat oder eine Denkleistung. Man bekommt dafür von der *Inneren Apotheke* kostenlos eine Ausschüttung von Glücks- und Belohnungshormonen (Dopamin – Endorphine) oder des Kuschelhormons Oxytocin.

Die modernen virtuellen Verbindungen machen es möglich, per Zoom bei Veranstaltungen und Gruppen noch dabei zu sein, und manchmal stellen sie paradoxerweise eine durch Organversagen verlorene persönliche Nähe wieder her. Ein Schwerhöriger und Sehbehinderter kann besser als bei Präsenz durch Untertitel mitlesen und das Glück des Folgenkönnens und Dazugehörens wieder erleben.

Die kleinen Freuden des Alltags bringen große Befriedigung. Die Stille genießen und die zufällige musique concrète draußen: das Zwitschern der Vögel, das Rauschen von Blättern, das Läuten von Glocken, ein in der Ferne vorüberfahrender Eisenbahnzug.

Die Dimension der Innerlichkeit kommt hinzu. Wenn es dunkel wird, fangen die Sterne an zu leuchten und das bringt eine besondere Stimmung. Das Anzünden einer Kerze verzaubert, weckt Emotionen von Hoffnung und Frieden.

Das *Glück des Alleinseins* ist eine Fähigkeit, die viele erst lernen müssen. Es hat den Vorteil, dass man seine Autonomie, seinen Lebensstil frei leben kann. Man kann Musik machen oder was man will und braucht sich von niemandem etwas sagen zu lassen. Für kreative Menschen, die nicht gestört sein dürfen, ist Alleinsein die beste Vorbedingung. Manche müssen in Klausur gehen, um ein Werk zu schaffen.

Für *Leichtigkeit und Heiterkeit des Alters* ist Sigmund Freud das beste Beispiel. In seinem letzten Lebensjahr (London Juni 1938 bis September 1939) hat er unter dem gewaltigen Druck lebensbedrohlicher Verfolgung und Vertreibung zu einem vorbildhaften Ausgleich seiner heftigsten Affekte gefunden.

Die Exilierung hatte ihn aus unmittelbarer Lebensgefahr befreit. Er fühlte sich in England wohl und war manchmal sehr glücklich. Er konnte nun »mit Lust« am letzten Teil der Studie über Moses schreiben. Er vollzog einen Progressionsschritt zu Leichtigkeit, zu einem spielerisch-überlegenen Altersstil und konnte »die größten Gedanken oft im Vorbeigehen« aufnehmen, wie Walter Benjamin feststellte. Freud war trotz der Behinderungen durch Alter, Krebs im Endstadium und dem psychischen Druck der Verfolgung meist affektiv ausgeglichen und gelassen. Bis zu seinem Tod im 83. Lebensjahr blieb er geistig klar, las und schrieb, informierte sich und nahm Stellung. Er empfing Besuche und analysierte vier Stunden pro Tag. Er klagte nicht, wurde nicht reizbar und nicht sentimental. Die stoische Haltung, mit Anstand und Würde dem Alter und dem Tod zu begegnen, entsprach der Identifizierung mit seinem Vater.

## Zügelung von Affekten – Verzicht auf Zorn

Ganz verschwunden waren die negativen Affekte nicht. Freud blieb emotional lebendig, wurde nicht stumpf oder gleichgültig, und er zeigte auch keine unkritisch-verzeihende Altersmilde. Er konnte bei real gegebenem Anlass seinen Zorn über Verfolgungen offen zeigen und seinen Ärger äußern. Auf Nachrichten über Untaten der Nazis reagierte er bis zuletzt durchaus noch äußerst empört. Er beherrschte sich danach aber wieder und war freundlich und gelassen. Er gab damit ein Vorbild für seine Überzeugung, dass das Schicksal der Menschheit von der Beherrschung von Ambivalenzkonflikten und Destruktivität abhänge und der ewige Eros siegen müsse. Anders gesagt: dass der leisen Stimme der Vernunft (des Intellekts) zu gehorchen sei.

# Kapitel 10

## Realität und Phantasie im Alter

### Phantasie – Mutter der Realität

Die Phantasie war seit Urzeiten da. Erst viel später in der langen Vorgeschichte der Menschheit sind die Wahrnehmung der Realität und die Fähigkeit zur Realitätsprüfung entstanden. Vorher war man auf seine Phantasien angewiesen, um die Welt zu erklären, sah sie zum Beispiel als aus Träumen oder von Dämonen oder Naturgöttern erschaffen und belebt.

Es scheint ein Prinzip der Evolution, dass alle Schritte zunächst vorläufig, auf Probe erfolgen und auch wieder rückgängig gemacht werden können. So sind bestimmte Tierarten wie Wale und Delphine nach langer Zeit als Säugetiere auf dem Land wieder in die Ozeane zurückgekehrt und fühlen sich dort offensichtlich besser.

Im Alltagsleben des modernen Menschen sieht es ganz danach aus, als ob Realitätssinn und Vernunft uns nur probeweise, auf Bewährung, unter Vorbehalt und Kontrolle verliehen wären. In der Nacht tauchen wir ganz in die Phantasiewelt des Träumens ein. Bei Tag sind wir zwar in der Wirklichkeit unterwegs, aber wie von einer Mutter begleitet, die immer bereit ist, einzugreifen, wenn sich eine Gelegenheit bietet. Es ist eine untrennbare Verbindung wie mit seinem Schatten. Der Vernunftmensch ist noch nicht ganz selbständig und unabhängig, sondern Teil eines Paars. Das unbewusste Wechselspiel zwischen Realität und Phantasien bestimmt unser Alltagsverhalten zu 80 Prozent. Die Unterscheidung ist oft schwierig.

*In der Aufwachphase wissen wir eine Zeitlang nicht genau, ob wir aus einem Albtraum wirklich schon heraus sind und die Angst unbegründet ist.* Das kommt dann erst mit dem Aha-Erlebnis beim vollständigen

Wachsein. In Trauma-Situationen, z. B. Unfällen, gibt es oft ganz gegensätzliche Wahrnehmungen über das, was tatsächlich geschehen ist. *Der japanische Film Rashomon (im Walde) hat es mir wie eine Erleuchtung gezeigt, dass es eine objektiv gültige Realität nicht gibt: Nach einem Raub-Überfall auf eine Reisegesellschaft im Wald sind die Zeugen-Aussagen nicht miteinander vereinbar. sondern jeder hat es aus seinem begrenzten persönlichen Blickwinkel heraus anders erlebt und die »Realität« verändert dargestellt.*

Nach philosophischer Ansicht gibt es zwar oberflächliche Vereinbarungen, was jeweils Realität sei, etwas tiefer gesehen gibt aber *keine gemeinsame und objektiv gültige Wirklichkeit mehr, sondern* unendlich viele, denn *wahr und wirklich ist* nur das, was jeder Einzelne dafür hält. Die Philosophen der Stoa sagen, dass Wirklichkeit nicht existiert, sondern nur unsere Vorstellungen darüber, und finden den Trost, dass wir uns dann auch nicht davor zu ängstigen brauchen.

## Die Vorzüge der Phantasie

Die Phantasie ist eine der besten Gaben der Evolution.

Sie kann zwar nicht Gegenspielerin des unvermeidlichen Versagen des Körpers sein, aber sie sie macht dieses erträglicher. Sie ist eine Urkraft, die dem Menschen die Fähigkeit und die Macht gibt, die Realität in seiner Vorstellung so zu verändern, wie er sie braucht. Mit Phantasie lässt sich alles ausgleichen und ersetzen, was fehlt oder verlorengegangen ist, und auch das, was unseren Wünschen entgegenläuft. Das gilt für die körperliche wie für die psychische Dimension.

Wir machen seit jeher davon Gebrauch. In unseren Phantasien sind wir ständig damit beschäftigt, wie unser Leben gelaufen ist und wie es vielleicht noch besser verlaufen könnte. Wir dichten dauernd etwas hinzu oder löschen etwas weg, bis die Lebenslegende stimmt und wir zufrieden sein können (Goethe, *Dichtung und Wahrheit*).

*Das habe ich getan, sagt mein Gedächtnis. Das kann ich nicht getan haben, sagt mein Gewissen. Endlich gibt mein Gedächtnis nach (Nietzsche, Jenseits von Gut und Böse).*

Bei Trauerreden wird von Verstorbenen üblicherweise die guten Lebenslegende eines edlen Menschen dargestellt. So kann er im Gedächtnis der Nachkommen zu einer guten Familienlegende beitragen. De mortuis nil, nisi bene. Die Phantasie will offenbar, dass die Menschen etwas besser sein sollen, als sie in Wirklichkeit sind.

Die Wunschphantasien von Verehrern kommen den Angebeteten zugute und überhöhen sie. Prominente, Sängerinnen, Schauspieler, Politiker werden in der Vorstellung mit Fähigkeiten ausgestattet, die sie über menschliches Maß hinausheben, mittels Identifizierung nimmt man an der Grandiosität teil. Den Mächtigen, Diktatoren, Staatsführern wird gottähnliche Allmacht zugeschrieben und mit Heilserwartungen verknüpft. Ihre Biographien werden zu phantastischen Hagiographien umgeschrieben.

Jeder Privatmensch hat seine Phantasien, mit denen er sich seine persönliche Wirklichkeit ausgestalten kann. Mit ihrer Hilfe erfüllen wir uns die in der realen Welt nicht lebbaren Bedürfnisse. Sie umfassen eine Skala von verbotenen Triebwünschen, Sehnsüchten bis zu ästhetisch-künstlerischen Wünschen.

Die meisten Menschen brauchen allabendlich ihre modernen Fantasien und Märchen, z.B. in Form von TV-Serien, Lovestories oder Krimis, die durch rächende Zauberer oder rettende Feen (jetzt Kommissarinnen) immer mit einem Happyend ausgehen. Sie vermitteln die beruhigende Phantasie, dass wir in einer sicheren Welt leben – während die reale Aufklärungsquote recht niedrig ist.

Die Kunst der Autoren und Dichter der unterhaltsamen Geschichten besteht darin, die verbreiteten verdrängten Wünsche und Sehnsüchte so interessant darzustellen, dass jeder natürliche Mensch sich davon angesprochen fühlt und sich damit identifizieren kann. Im Essay »Der Dichter und das Phantasieren« (1908) sagte Sigmund Freud, dass die Kunstwerke der Poeten unbewusste Wünsche als Phantasien zum Ausdruck bringen, ebenso wie Kinder es im Spiel tun.

Jeder normale moderne Mensch braucht die Phantasie, um sich damit die Illusion einer erträglichen, angenehmen Welt zu schaffen.

## Moderne Wirklichkeit (über-)fordert ältere Menschen

Mit zunehmendem Alter wird es immer schwieriger, mit der Realität zurechtzukommen, die sich in den letzten 100 Jahren grundsätzlich verändert hat. Wir leben nicht mehr nah beieinander unter einem Dach und in Großfamilien, sondern global über die ganze Welt verteilt. Die reale, begreifbare, konkrete Welt ist zu einer unfassbaren virtuellen geworden. Wir werden von einem Stream von neuen Informationen überflutet, zu laut, zu invasiv, zu sprunghaft wechselnd. Wir sind gestresst. Die Aufnahmefähigkeit Älterer lässt stetig nach. Wir kommen nicht mehr mit und haben im Alter für soviel Neues keine Lernfenster mehr.

Trotzdem können viele dem eine Zeitlang noch erstaunlich gelassen und zuversichtlich begegnen. Sie passen ihr Verhalten an.

In der Dimension der Person kommen mit dem realen Rückzug des versagenden Körpers auch analoge Wünsche nach gedanklich-phantasiertem Rückzug in das symbolische innere Haus des Seins. Man kann sich das als behagliches Gehäuse für das eigene, eigentliche Denken und Phantasieren einrichten. Dem Glücklichen schlägt da keine Stunde, und es kommt einem manches in den Sinn, was wesentlich ist.

*Mir drängte sich plötzlich die Erinnerung daran auf, dass das Haus meiner Eltern in Frist von Tagen besenrein an die Käufer übergeben werden musste, und ich entdeckte, dass Kostbarkeiten an Möbeln, Büchern und Erinnerungsstücken an meine Kindheit z. T. unter dicken Staubschichten da waren, und ich nur weniges davon retten konnte.*

Ich fasste den Vorsatz, das mit meinem Haus besser zu machen, und bin *Jenseits von 90* dabei, das zu realisieren. Immer wieder einmal räume ich Schubladen oder die Ecke eines Raums auf und aus. Ich nehme jedes Stück nochmal in die Hand, betrachte es und entscheide: *Das Kostbare und Verwendbare wird gerettet, auch das, was anderen noch Freude machen könnte und was ich verkaufen, stiften, verschenken kann. Vom Verrotteten, Veralteten, Verstaubten nehme ich Abschied und entsorge es endgültig.* Ich komme dabei in eine aufgeräumte Stimmung und fühle mich von Ballast befreit.

*Eine beliebte Leitvorstellung ist, dass man das auswählt,* was man auf eine einsame Insel, konkret in ein Heim, mitnehmen möchte.

Die liebsten Bücher, in Reichweite. Man bedenkt nicht, dass man sie wahrscheinlich gar nicht mehr lesen kann.

Hausrat, Geräte, Bücher, Schriften, Ordner, Papiere zu reduzieren, um das Verbliebene noch verfügbar zu halten, ist eine ständige Aufgabe. Man muss lernen zu verzichten, und es nicht nur von einer Schreibtischseite zur anderen zu schieben. Alles zu Minimieren kann als lustvolles Spiel betrieben werden und bietet den großen Vorteil, dass alles immer kompakter, übersichtlicher und leichter zu handhaben ist. Es ist die Konkretisierung des guten Drangs zum Wesentlichen.

Die Schraube des Alterns dreht sich sehr langsam, aber unaufhörlich weiter und irgendwann tritt eine Katastrophe ein. Eine Metapher dafür ist die Verschiebung der Kontinentalplatten um nur wenige Zentimeter pro Jahr, bis sie auf einmal einen Hotspot erreichen und Vulkanausbrüche und Erdbeben erfolgen. Bei uns sind das Alterungsschübe, Krisen, Krankheiten. Manche spüren, dass es ernst wird, und reagieren, indem sie auf Teilhabe an der Realität, z. B. bestimmte feste Gewohnheiten, vorbeugend verzichten. *Man schaltet auf einmal die TV-Nachrichten nicht mehr ein, sondern lässt sich die Neuigkeiten von Alexa vorlesen. Man gibt die Frühgymnastik auf und fühlt sich manchmal nicht einmal fähig zu duschen.*

*In Traum 9/25 legt man mir die Noten für Lieder vor, die ich im Singkreis singen soll. Ich will das gern tun, aber dann schiebt man mir immer mehr Noten und dann Papierblätter in immer schnellerer Folge ganz dicht vor meinen Augen vorbei. Ich sehe Schriften, kann sie aber nicht lesen, dann nur noch Zeichen und wirre Linien. Wenn ich das jetzt lese, bin ich dement. Dann kommen vergiftete Kleidungsstücke vorbei, ich darf sie nicht berühren, sonst sterbe ich.* Ich bin erst ärgerlich, dann völlig hilflos, es geht nichts mehr an mich und nichts mehr rein, ich kann das nicht mehr. Ich will das heftig mit den Armen wegschieben, schreie und weine hemmungslos.

Der Traum zeigt das Erleben eines Menschen, der an seine Grenzen kommt und die Realität nicht mehr bewältigen kann.

## Phantasie ersetzt die Wirklichkeit

Die Conditio humana enthält eine Option, aus dem Wirklichkeitsmodus in einen emotionalen Modus zu wechseln, wenn die Realität unerträglich geworden ist und nicht mehr bewältigt werden kann. Das Vergessen der Wirklichkeit ist dann die Voraussetzung für Stimmungsregulierung und emotionalen Ausgleich.

*Bei Auguste D., bei der Alois Alzheimer erstmals diese Krankheit entdeckte, begann das Leiden damit, dass sie behauptete, ein Rollfuhrmann stelle ihr nach und ihr Mann interessiere sich für eine Nachbarin. In der Anstalt hatte sie die Fantasie, ihr Arzt verfolge sie mit sexuellen Absichten. Sie verbat sich das entrüstet und wollte ihn aus ihrem Haus weisen* (Maurer & Maurer, 1998, S. 28f., S. 197). Trotz des Verfalls ihrer Persönlichkeit blieb sie in den vier Jahren der Krankheit noch lange emotional lebendig, empfand Gefühle wie Eifersucht, Empörung und Angst und empfand sich als begehrenswerte Frau

Das retrograde Vergessen der Lebensgeschichte im Verlauf von Demenz kann auch emotional belastenden Ereignisse auslöschen, wenn ein Trauma in der vergessenen Zeit erfolgt war. *Ein Vater reagierte auf den Unfalltod von Lieblingssohn und Enkel mit unerträglichem Schmerz und großer Wut gegen die Unfallverursacher.* Als er später dement wurde und sich als jungen Mann erlebte, wurde er emotional ausgeglichen und erzählte gern heitere Geschichten aus seiner Jugend. Den Unfall und die damit verbundenen heftigen Affekte hatte er vergessen,

Eine demente Mutter erzählte gern von ihrer Tochter, die nach Amerika gegangen, dort einen Professor geheiratet habe und reich und glücklich geworden sei. In Wirklichkeit hatte die Tochter keines dieser Ziele erreicht und der Mutter viel Kummer bereitet. Die Mutter hatte in ihrer Lebensrückschau die unakzeptablen, schmerzlichen Fakten durch ihre Wunschphantasien ersetzt.

Nicht nur bei Demenzen, sondern bei allen Krankheiten, die mit *Bewusstseinsveränderungen* einhergehen, kann die Fantasie die Stimmungslage regulieren. Bei schweren Hirnschädigungen mit totalem Gedächtnisausfall kann die Lücke durch phantastische Erzählungen scheinbar gefüllt werden (Korsakoff-Syndrom, Pseudologia phantastika).

## Glücklich ist, wer vergisst

Nach einem Vortrag kam eine Zuhörerin zum Autor und sagte, die vorgetragenen, tragischen Folgen der Demenz für Angehörige habe sie ganz anders erlebt. Sie habe sich nur schwer dazu durchgerungen, die Pflege ihrer an Alzheimer erkrankten Mutter zu übernehmen, denn diese habe sie schon immer nur kritisiert und schlecht behandelt. Zu ihrer Überraschung habe die Mutter sie jetzt aber für eine fremde Person gehalten und überschwänglich begrüßt. Eine so freundliche und liebenswerte Person sei für sie ein Geschenk des Himmels, denn ihre eigene Tochter – übrigens mit dem gleichen Vornamen – sei zu ihr nur böse gewesen und habe nichts getaugt.

Die reale Tochter wurde durch eine idealisierte Fantasie-Tochter ersetzt. Die kreative Leistung, die Schöpfung einer neuen, gewünschten Person, diente dazu, ihre letzte Lebensphase als beglückend und als gerechten Ausgleich zu erleben. Die Tochter genoss das Glück, die vorher vermisste Liebe der Mutter gefunden zu haben. Das Jahr bis zu deren Tod empfand sie als das schönste ihres Lebens, es war wie im Märchen.

Der in der Wirklichkeit lebende kultvierte und urteilsfähige Mensch ist das Höchste, was die Evolution an Lebewesen hervorgebracht hat. Sie hat ihm aber auch die Phantasie als ständigen Begleiter beigegeben, die ausgleichende und manchmal erstaunlich kreative Leistungen vollbringen kann.

Hochaltrige finden in der Phantasie viele Chancen, ihr Leben menschenwürdiger zu gestalten.

# Kapitel 11

## Träume jenseits von 90

### Traumzeit – der Weg zum Menschen

Die Traumzeit oder das Dreaming ist bei den Aborigines in Australien der Schöpfungsmythos, wie aus grauer Urzeit die Welt, die Pflanzen, die Tiere und die Menschen erschaffen wurden. Das wurde als Geschichten erzählt, die zu Landmarks wurden wie der heilige Berg *Ayers Rock (Uluru* in der Sprache der Ureinwohner) oder die Felsformation *Three Sisters* in den *Blue Mountains: Ein Vater rettet seine drei Töchter vor einem Unhold, indem er sie in Steine verwandelt.* Alles hängt mit allem zusammen: Tiere, Bäume, Berge können Ahnen sein oder Totems, Embleme und Vorbild für Familien und Gemeinschaften. Auch die Gesetze und sozialen Regeln kommen aus der Traumzeit, sie ist der Weg zu kultiviert miteinander lebenden Menschen.

In Australien ist das Dreaming keine abgeschlossene Epoche, sondern ein sich ständig verändernder Prozess. Die Schöpfung findet an jeden Tag immer neu statt. Es ist eine Phantasiewelt, die viel mit unseren Träumen gemeinsam hat.

### Am Anfang war der Traum

Die Epoche der Traumzeit ist bei der Evolution zum Menschen eine Zwischenstufe, auf der wir nicht mehr wie Tiere nur den Instinkten und Reflexen folgen müssen. sondern schon ein Gehirn haben, mit dem Wahrnehmung und Bewusstsein möglich sind, aber noch kein klares Denken, mit dem die Wirklichkeit der Welt erkannt werden kann. Stattdessen versuchen träumerische Phantasien die Welt zu erklären.

Es ist eine zeitlich begrenzte Epoche, aber mit fließenden Übergängen. Im Abendland gab es Zeiten wie die des Animismus, wobei die Natur, die Bäume, Wälder, Flüsse durch Feen, Elfen, Geister, Satyre für belebt gehalten wurden. Später erfand die Phantasie der Griechen die Mythologie mit einer Welt von Göttern und Halbgöttern, in die sie alle menschlichen Eigenschaften, Tugenden und Laster hineinsehen und für das Schicksal der Menschen verantwortlich machen konnten.

Die Zwischenstufen der Traumzeit und der Phantasien über die Welt bereiten die dritte Stufe der Menschwerdung vor. Der moderne Kulturmensch ist orientiert, kann Zeit, Ort und Personen klar benennen, vernünftig denken, und er ist aufgeklärt und kann Phantasie und Realität voneinander trennen und Illusionen durchschauen.

## Die Traumzeit unseres Alltags

Die Aufeinanderfolge der drei Stufen der Evolution wiederholt sich bei jedem von uns jeden Tag. Nach dem Tiefschlaf in der Nacht, der der unbewussten **animalischen Urzeit** der Menschwerdung entspricht, beginnt die Übergangsstufe der **persönlichen Traumzeit** mit REM-Perioden, Träumen, Assoziationen und Phantasien und dem Prozess des Aufwachens. Die dritte Stufe, die des modernen **Kulturmenschen,** ist dann mit dem vollständigen Wachsein des hellen Tages erreicht.

In unserer persönlichen Traumzeit wird vieles vorbereitet, was im kommenden Tag und in Zukunft wirksam werden wird. Das Leben ist kein Traum, aber das Träumen gehört untrennbar zum Leben wie die Nacht zum Tag. Es lohnt, sich mehr Traumzeit zu nehmen und achtsam zu werden für das Träumen, das uns unaufhörlich bei Tag und bei Nacht wie ein Film im Hinterkopf oder ein untergründiger Fluss begleitet. Es will beachtet werden und macht sich nachts durch Träume und tags durch Tagträume und Fehlleistungen bemerkbar. Die einzelnen Träume sind Momentaufnahmen oder Videos von wichtigen Szenen, Tagträume beleuchten unser natürliches Denken, Fehlleistungen wie Vergessen oder Sich-Versprechen sind erhellende Blitzlichter, Spotlights auf das, was wir natürlicherweise eigentlich denken, aber geheim halten müssen. Die Achtsamkeit auf unsere Schattenseite öffnet die Tür zu ganzheitlichem Erleben und zur Erweiterung der Person. *Jenseits von 90* ist mit seiner Entlastung und Kontemplationsneigung die beste Zeit dafür.

## Wie öffnet man die Tür?

Die Aborigines in Australien benutzen Traumfänger, das sind Geräte, in denen sich die Träume verfangen. Wir müssen die Träume der Nacht selber einfangen, aber das ist leicht zu erlernen. Man muss nur morgens sich eine persönliche Traumzeit gönnen, nicht sofort aufstehen, sondern die Augen zumachen und im Traum bleiben: *Wo war ich da eben, wer hat mich da gerade besucht und was ist geschehen? Vor allem: welche Gefühle und Affekte sind da hochgekommen, habe ich Angst oder Scham oder Wut empfunden und wieso*? Am besten ist es, sich eine Szene, die einen besonders bewegt hat, zu merken und diese in Stichworten auf einem Block notieren oder einfacher in das Sprachmemo eines Handys sprechen, das man abends neben das Bett legt und einstellt. Nach dem Frühstück oder später kann man seine Notizen und Gedanken, die einem dazu kommen, im Telegrammstil auf dem PC in eine Datei schreiben oder diktieren, sie als *Traumtagebuch benennen* und nicht wieder löschen.

Im Durchschnitt ein- bis zweimal pro Woche schreibe ich nach dieser Methode einen besonders bemerkenswerten oder mir ganz fremden, unverständlichen Traum auf und gewinne daraus wichtige Erkenntnisse, die mir später besonders in Krisensituationen helfen. Ein Traumtagebuch wird mit der Zeit zu einer einzigartigen Quelle für Selbsterkenntnis und Identitätsfindung.

Da man als Hochaltriger mehr Zeit hat, kann man seine Traumzeit vor dem Aufstehen ausdehnen und die Gedanken zum Traum so lange laufen lassen, bis man gleich verstanden hat, um was es geht. Mit einiger Übung gelingt das dann bei vielen Träumen.

Im aktuellen Alltag hilft es sehr, sich ab und zu kurz an die Traumszene zu erinnern und offen dafür zu sein, ob Aha-Erlebnisse darüber kommen, was der Traum zur aktuellen Lebenssituation sagen will: Man erkennt eine Morgengabe als konkrete Hilfe, ja, das war der genau richtige Tipp.

Man kann auch die wesentliche Szene, die man sich gemerkt hat, als Tagesmotto oder Mantra formulieren. Das regt tagesübergreifend zu Selbsterkenntnis und Selbstkritik an.

## Wie arbeitet der Traum?

In der Ruhe der Nacht schaltet der Körper von Aktivität wie Laufen, Jagen, Beuteteilen, Nahrungsaufnahme und Kämpfen auf Ruhe, Erholung und Verdauung um. Verdauungsarbeit ist Ausscheiden des Wertlosen oder Giftigen und Verwerten des Guten, Nährenden, Energiereichen. Am Morgen ist der Körper wieder aufgeladen und für einen neuen Tag bereit.

Ebenso wird das anstrengende Wachdenken nachts auf einen Ruhezustand umgeschaltet. Die Außenwelt wird nicht mehr wahrgenommen. Das am Tag Aufgenommene wird durch die Traumarbeit verdaut, das Gute vom Schlechten geschieden. Von den laufenden Ergebnissen wird uns ab und zu eine Zusammenfassung als Traum gesendet. Der ist wie eine Tagesschau, aber nicht sachlich, sondern er will uns ganz persönlich zeigen, was wir nicht beachtet haben, aber wichtig für uns ist. Inhaltlich geht es darum, welche realen Probleme bevorstehen und wie wir sie lösen können. Ich erlebe das wie im Märchen von den Heinzelmännchen, die nachts für mich arbeiten und mir die gefundenen Lösungsvorschläge als Morgengabe vorlegen.

*Träume sind Wunscherfüllungen* stellte Sigmund Freud fest, der mit seiner »Traumdeutung« (1900) die wissenschaftliche Traumforschung begründete. Der Traum hat aber auch die Aufgabe, unsere primären, egoistischen Wünsche in sekundären, sozial verträglichen, eines Kulturmenschen würdigen Formen zu erfüllen.

Da erfüllte Wünsche glücklich machen, versetzt uns der Traum in eine gute Stimmung. Solange er mit der Ausscheidung von negativen Affekten wie Albträumen, Angst, Wut, Scham beschäftigt ist, quält das sehr – und manchen stinkt das und Sie wollen deshalb alle Träume unterdrücken. Wenn das Schlimme aber entgiftet und ausgeschieden ist, kommen gute Traumteile nach, die in den Tag hineinwirken.

## Vom Traum zum Träumen

Die Erweiterung des abgeschlossenen Einzeltraums zur Haltung des Träumens, die immer die Tür zur Nachtseite offenlässt und Tagträume, Fehlleistungen als Teile eines Ganzen sieht, geben das Gefühl, mehr im Einklang mit sich selbst und der Welt zu leben. Träumereien, träumerisches Wohlbehagen, Träumen ist auch tagsüber eine gute Einstellung, um das Tor zur Schattenwelt immer einen Spalt offen zu halten. Man nimmt dann wahr, dass Traumerinnerung, Tagträume und Fehlleistungen ständig das reale Leben begleiten und helfen, uns einsichtiger und verständnisvoller zu verhalten. Am besten ist es, wenn man das zu einem ironisch-heiteren Spiel machen und darüber lachen kann, wie das Wilde oder Naiv-Natürliche in uns sich in unser vernünftiges, wohlerzogenes Leben einmischt. Man begreift dann das ständige Wechselspiel zwischen Vernunftmensch und seinen natürlichen Vorstufen. Man versteht auch, dass Gefühle, Affekte, Leidenschaften viel stärker sind als die Vernunft.

## Aus dem Traumtagebuch eines 88-Jährigen (2012)

Der Autor war damals ein gutsituierter Rentner, Er litt an einer schweren Coronarsklerose, musste das Zigarrenrauchen aufgeben und benötigte sicbcn Stcnts. Er fühltc sich abcr nicht alt, sondcrn fit, spicltc rcgclmäßig Golfturniere, unternahm mit seiner Frau und Kindern Reisen in alle Welt, besuchte Theater, Opern, Konzerte und Museen. musizierte, las viel. Die Kinder lebten meist im Ausland. Der sehnliche Wunsch nach Enkeln blieb unerfüllt.

Seine Praxis hatte er aufgegeben, blieb aber in Forschung und Lehre tätig. Er hielt Vorträge und Seminare, schrieb wissenschaftliche Fachartikel. Es bestanden enge Beziehungen zu Kollegen und Freunden. Eine wichtige Veränderung war die Veröffentlichung populärwissenschaftlicher **Bücher** ab 2011. Die Leitidee war, nützliches Fachwissen **über** *Gutes Altern* und die Psychoanalyse des Alltags jedem Interessierten zugänglich zu machen.

## Beruf

**Traum 3:** *Ich werde aus der Klinik rausgeworfen, bin nicht mehr würdig. Ich fühle mich aber auch erleichtert, denn ich brauche jetzt nicht mehr der harte, strenge Chef. zu sein.* Real habe ich im Rundfunk mein erstes Buch *Gutes Altern* vorgestellt.

**Traum 4:** *Ein hochangesehenes Kollegenpaar bittet mich um Therapie. Ich empfange sie in meinem Vaterhaus. Dort ist schon eine Großgruppe von Kollegen und Patienten versammelt. Mein Hauptfeind agiert gegen mich auf sehr unangenehme Weise, aber ich meistere alles. Über der Haustür steht in römischen Lettern »DER ITALIENER«. Ich verspreche meiner Frau, dass wir jetzt lieber nach Italien reisen werden.*

**Traum 5:** *Ich hatte gewagt, vor der Großgruppe DPV (Deutsche Psychoanalytische Vereinigung) aufzutreten und war gut angekommen. Nun sollte ich mich immer wieder zeigen, aber ich überließ es lieber den Kollegen, die aggressiver und bedürftiger waren als ich.* Fühle mich zwar nicht mehr so unterlegen, aber die Rolle als Hauptredner oder Agitator passt mir nicht. Werde nur noch Vorträge über Themen halten, die mir liegen.

**Traum 6:** *Eine Supervisorin der LVA (Landesversicherungsanstalt) kam zur Inspektion meiner Klinik. Sie war sehr nett, fand alles sehr gut. Ich sah eher Mängel. Ich hatte mich woanders beworben und freute mich auf die neue Aufgabe. Auf die Frage, wie lange die LVA ihre Chefärzte arbeiten lasse, sagte sie: »bis 60«* – Real bin ich 88, hätte schon längst in Rente gehen können, merke jetzt, dass ich mir selbst geschadet habe.

**Traum 8:** *Die Experten der Psychoanalytischen Vereinigung (DPV) sollen etwas zum Altern sagen. Zu meiner Erleichterung wissen sie darüber weniger als ich und machen flapsige Bemerkungen.*

**Traum 9:** *Ich soll in einer neuen Klinik als Arzt mitarbeiten, aber es ist alles anders. Ich muss neu herausfinden, wie man jetzt Anamnesen und Befunde erhebt. Am nächsten Morgen sind die Betten leer, weil nachts alle gestorben sind. Ein junger Kollege tröstet mich, auch alte Psychiater könnten erstaunlich viel bringen. Ich bin zuversichtlich, dass ich die Aufgabe schaffen werde.*

## Vater, Mutter, Schwester

**Traum 10 auf Trinidad:** *Ich arbeite auf dem Feld, säe und dünge mit Freude. Beim Aufwachen wird mir klar, dass ich die – von mir verachteten – Vorlieben meines Vaters, des Gärtners und Obstbauern, in meinem Beruf übernommen habe.* Psychoanalyse ist Säen, vorsichtig Düngen, mild Bescheinen, Zeit lassen zum Reifen.

**Traum 11:** *Ein Fest im Schloss in Babenhausen. Ich verstehe mich sehr gut mit der Bürgermeisterin und darf dann von einem hohen Ufer aus Steine auf die Männer unten werfen, bei denen auch mein Vater ist.* Einfälle: An meinem Geburtsort, als Vater noch mein Idol war, hole ich jetzt den Triumph des jungen Ödipus nach und begehe symbolisch den Vatermord.

**Traum 13:** *Meine Mutter wirft meine brutal schwarzen modernen Bauhaus-Ledermöbel auf die Straße und bietet mir ein Mobiliar in warmen Farben an, braun-gelb, nicht mein Geschmack. Ich bin empört und es tut mir weh.* Beim Aufwachen denke ich, na ja, vielleicht ist es besser, was sie für mich will und werde versöhnlicher. Bisher hatte ich mich mein Leben lang gegen ihre Erziehungsversuche gewehrt.

**Traum 14:** *Meine Mutter kommt auf mich zugelaufen, heiter, strahlend, wie ich sie nie erkannt hatte, und rettet mich aus einer schwierigen Situation.* Ein neues, viel besseres Bild von meiner Mutter.

## Ehefrau

**Traum 16:** *Ich fahre mit dem Auto zu meiner Frau nach Venedig. Es gibt viele Hindernisse, ich gerate in eine Sackgasse und bleibe dann in einer Kirche endgültig stecken. Weder Mönche noch Landsleute können mir helfen. Restaurants und Hotels sind geschlossen, zu Fuß komme ich nicht weiter. Die Situation ist ausweglos. Dann kommt das Heureka-Erlebnis: Es gibt nur eine Lösung: Aufwachen, die Realität anerkennen, dass es manchmal alterungsbedingte Entfremdungen mit meiner Frau gibt und sie dann nicht erreichbar ist.*

**Traum 17:** *Mit meiner Frau mache ich in Buenos Aires einen Rundgang um das Kolosseum. Drinnen fand der IPV-Kongress (Internationale Psychoanalytische Vereinigung) statt, und man winkte uns von* *dort zu.* Einfälle: Konflikt zwischen Privatleben und den Weltkongressen der Psychoanalyse, an denen ich aber geistig teilnehme.

### Söhne und Töchter

**Traum 19:** *Ich merke, dass der junge, böse Kollege mich umbringen will, indem er mir vorschreibt, ich müsse mich mehr anstrengen, müsse höher springen, um fliegen zu können usw. Ich mache das nicht mehr mit und lehne den weiteren Kontakt mit ihm ab. Fürchte, er werde mir nachstellen und mich ermorden.* Einfälle: Ich habe Angst vor den Söhnen, die den Urvater umschleichen, und vor Kontaktabbruch, begreife jetzt aber auch, dass das oft nicht von den Söhnen ausgeht, sondern von meinen eigenen Verfolgungsängsten, die alles viel schlimmer erscheinen lassen.

**Traum 20:** *Verstehe mich mit einer Familie sehr gut und hätte deren Sohn gern als Schwiegersohn.* Einfall: Es wäre besser gewesen, wenn meine Frau und ich nach bäuerlicher Tradition unsere Kinder bei der Wahl ihrer Ehepartner beraten hätten.

**Traum 21:** *Ein Sohn will nichts von mir wissen. Ich bin traurig, empört und verletzt, verstehe nur widerstrebend, dass ich ihn in Ruhe lassen muss.*

**Traum 23:** *Meine Tochter hat mich aus dem Haus ausgesperrt, es ist schrecklich und sehr peinlich, denn ich habe keine Kleider. Sie gibt mir aber einige heraus, mit denen ich mich behelfen kann. Wir verhandeln dann gemeinsam mit einer Finanzbehörde und hoffen auf ein verständnisvolles Entgegenkommen.*

### Heimkehrwünsche

**Traum 25:** *Ich stand auf einem Bahnhof, nur mit einer Unterhose bekleidet, es mir aber klar, dass ich trotzdem nach Hause kommen werde.*

**Traum 27:** *Ich verirre mich im Wald und gerate weit weg nach Botswana/Afrika in die Diamant-Mine meines Freundes. Ein freundlicher junger Mann sagt, keine Sorge, meine Heimatstadt Darmstadt sei ganz in der Nähe, wir würden sie gleich sehen.*

## Organversagen

**Traum 27:** *Mein Haus verändert sich auf bestürzende Weise. Mauerteile und der Kamin verschwinden. Dann erscheinen korallenrote Muster an der Wand und wachsen ganz schnell. Es ist bestürzend und ich rufe meine Familie zu Hilfe.* Einfälle: Angst vor Krebs oder Versagen der Herzkranzarterien. Real: Der siebte Stent, A. circumflexa, wurde gesetzt.

**Traum 30:** *Ein Mann wollte mir die Tonleiter meines Todes vorspielen, ich war empört und hatte Angst.* Einfall: der grausame Westernfilm *Spiel mir das Lied vom Tod.*

## Wilde Tiere

**Traum 35**: *Meine Frau hält sich drei Geparden, die seien doch nicht gefährlich. Ich meine aber schon, appelliere an die Vernunft und gebe ein Gutachten in Auftrag.* Von der wilden Natur zu Vernunft und Kultur.

**Traum 36:** *Ich muss eine große, schwarze Schlange töten, erdrücke und zerschneide sie.*

**Traum 37:** *Ein Bär verfolgt mich und beißt mir in die Brust, dann auch ein Wolf. Ich will flüchten, bin aber nicht mal in meinem Auto sicher.* Real: Leibreiztraum nach Angiographie. **Traum 38:** *ein Tier, das sich verkriecht* (nach der siebten Stent-Op).

## Lebenswille statt Tod

**Traum 31:** *Am Strand der Nordsee üben wir das Sterben, indem wir die Buchstaben meines Namens in den Sand schreiben und per Tastendruck löschen wollen. Es geht aber nicht.*

**Traum 28:** *Ein Tenor sollte vorsingen, hatte aber alle Texte vergessen. Er ließ sich die Anfänge vorsagen, der Rest kam ganz von selbst.* Beim Erwachen zuversichtlich, ich bin nicht in Gefahr, bald kognitiv abzubauen, es geht schon.

## Krieg und eigene Aggression

**Traum 32:** *Ein früherer, gehasster Rivale fährt in einen tiefen Schacht. Das Seil reißt.* Einfall: Ich bin noch nicht an der Reihe.
**Traum 33:** *Ich bin französischer Kriegsgefangener. Die anderen dürfen heim, ich aber nicht, weil ich von spanischen Feldrichtern zum Tode verurteilt bin. Ich soll am Justiztod eines Spaniers mitschuldig sein, weiß aber nichts davon.* Einfall: Ich habe den Film *Rosen für den Staatsanwalt* gesehen.
**Traum 34:** *Ich bin in der Gewalt von Terroristen. Sie wollen mich umbringen. Ich verhandle wie Scheherazade, nutze eine Unaufmerksamkeit des Anführers und erwürge ihn.*
**Traum 34:** *Ich ziehe in die Schlacht und weiß nicht, ob ich zurückkomme, habe Hoffnung.*

## Selbstwertregulierung

**Traum 31:** *Ein neuer Papst wird gesucht. Die Wahl fällt auf mich. Ich stelle mich aber nur stellvertretend und nur vorübergehend zur Verfügung.* Real: Der Papst hat sich für ein Buch von mir bedankten lassen und Segenswünsche erteilt. Ich konnte es nicht fassen und sträubte mich.

**Traum 31:** *Ich war ein mächtiger Seeräuber, der eine weltweite Seeschlacht inszenierte. Ich bat meine Frau um Hilfe, um die feindlichen Flotten richtig zu positionieren. Wir machten ein Spiel daraus, und ich war zuversichtlich, dass wir es gewinnen.*

**Traum 33:** *Einbrecher kommen ins Haus, junge Männer, die mich lynchen wollen. Ich kann sie aber in die Flucht schlagen.* Einfälle: Sie wollen mich für einen realen Erfolg bestrafen, aber ich bin stärker.

**Traum 34:** *Diskussion mit hochkarätigen Fachkollegen. Sie kommen zum Ergebnis, dass ich mein primäres Trauma, nicht anerkannt zu sein, permanent in die Personen meiner Umgebung projiziere.* Einfall: Ich erlebe diesen Traum als wichtige Erkenntnis, die mein Lebensgefühl ändert; z. B. werden meine Diskussionsbeiträge wie auch mein Golfspiel besser, weil die untergründige Angst, nicht anerkannt zu sein, jetzt nicht mehr da ist.

### Neues – Kreatives

**Traum 36:** *Ich mache alles auf ganz neue und radikale Art. Ich springe 100 Meter tief ins aufgewühlte Meer, schwimme darin kühn und souverän. Traue mir manches zu. was ich früher nicht konnte.*

## Traumthemen mit 95

(verkürzte und überarbeitete Fassung des Kapitels aus:
Helmut Luft, *Träume des Alters*, 2021)

Die im Jahr 2020 protokollierten Träume eines 95-Jährigen sind nach Themenkreisen geordnet, die einen Überblick über die Besonderheiten dieser Altersstufe geben.

### Träume als inneres Beziehungsnetz

Mit Mitte 90 sind oft die Partner/innen, Kollegen/innen und Freunde verstorben oder nicht mehr besuchsfähig, Kinder und Enkel leben oft weit weg. Man selbst kann oft das Haus nicht mehr verlassen, und ist auf die Besuche von Kindern und Enkeln angewiesen, Das Beziehungsnetz trägt nicht mehr. Viele sind vereinsamt, depressiv und verbittert.

Viele leben aber auch ganz zufrieden, haben sich behaglich eingerichtet und leben mehr nach innen gewandt. Sie finden dann in ihren Träumen ein inneres Beziehungsnetz, in dem sie von vielen Personen aus ihrem gesamten Leben besucht werden.

Der Träumer ist nach dem Tod seiner Frau im Haus wohnen geblieben, und hat alles unverändert gelassen. Er setzt den gemeinsamen Lebensstil fort, spielt regelmäßig Golfturniere, besucht Opern und Konzerte, nimmt an den Reisen mit der vertrauten Gruppe teil. Er geht noch zu Fuß in die Stadt, macht alle seine Besorgungen selbst. Er nimmt am Chorsingen teil, übt täglich Singen und Klavierspielen und trägt aktiv im Kulturverein *Sippungen der Schlaraffia, Reych Moguntia 45* in Mainz bei. Er arbeitet wissenschaftlich, besucht die Symposien »Psychoanalyse und Altern« in Kassel und nimmt an Zoom-Konferenzen teil.

**Traum 234:** *Der Träumer fährt stolz oben auf einem Heuwagen von den Feldern ins Dorf. Dort wird das Erntedankfest gefeiert, auf das er sich freut.* Einfall: eine Szene aus seinen Kinderjahren im Heimatdort der Großeltern, die er bisher in seinen Träumen verachtet hatte.

**Traum 236:** *Im Dorf seiner Kindheit wird ein ländliches Fest auf heidnische Art gefeiert. Seine Tochter ist der Mittelpunkt und wird als Göttin der Fruchtbarkeit verehrt. Er selbst steht beiseite, wird nicht beachtet, lässt sich aber seine Freude an dem prächtigen Aufzug nicht verderben.* Die bisherige schamhafte Verleugnung der Abkunft von den als »Kartoffelbauern« entwerteten Großeltern wandelt sich in den Träumen in Achtung und Anerkennung.

### Der innere Kalender – die unbewussten Bindungen

Der Träumer hatte an einem bestimmten Tag das **Sterbedatum seiner Mutter** erreicht. Er wusste, dass die im unbewussten »Inneren Kalender« (Stekel) verzeichneten Gedenktage (Anniversarien) oft dazu führen, dass man das Alter von Personen, mit denen man unbewusst identifiziert ist, nicht überlebt, und sah dem Datum mit Bangen entgegen.

**Traum 237:** *Am Todestag seiner Mutter wird ihm im Traum gesagt, er habe jetzt das Alter, es sei Zeit, um aufzuhören, ein anderer mache alles besser als er.*

Er fühlte sich in der fraglichen Zeit körperlich wohl, bemerkte aber, dass auffällig viele Gebrauchsgegenstände wie Computer, Geschirrspülmaschine, Tiefkühltruhe, Heizung und Beleuchtung plötzlich ausfielen und dass er jedes Mal mit Schock und Panik reagierte, als ob es um Tod oder Leben ginge. Es kam ihm dazu die Phantasie, dass er durch unbewusste Bedienungsfehler (Freud'sche Fehlleistungen) diese Gegenstände opfere, um sein eigenes Mitsterben abzuwenden.

Als das gefürchtete Datum vorbei ist, kommt Überlebensfreude und eine Reihe von Träumen, die die Beziehung zur Mutter in neuem Licht erscheinen lassen.

**Traum 238:** *Er nahm seine Mutter mit auf eine Schiffsreise nach Brasilien. Sie sitzt dann oben auf dem Zuckerhut und betrachtet still-zufrieden, wie er auf dem Schiff einen Preis gewinnt und in das Top-Appartement ganz oben umziehen darf.*

Einfall: Sie erteilt mir ihren Segen, sie zu überleben, und sieht mir wohlwollend zu.

**Traum 239:** *Eine angebetete Frau wendet sich von ihm ab, und er fühlt sich unverstanden, abgelehnt und verlassen.* Einfälle: In seinen ersten Lebensjahren fühlte er sich von der Mutter, die um seine verstorbene ältere Schwester trauerte, nicht geliebt und warb vergeblich um sie. Das schmerzliche Gefühl, abgelehnt zu sein, kein Lebensrecht zu haben, war ein Grundton seines Lebens und hatte sich in der Zeit vor dem Todesdatum der Mutter verstärkt. In weiteren Träumen und Tagträumen kommen dann zunehmend Erinnerungen an die fröhliche Mutter, die ihn liebt und gern mit ihm sang. Er kann das dankbar in sein Grundbefinden aufnehmen und das Bild einer heiteren Mutter hilft ihm sehr aus den altersgetrübten Verstimmungen herauszukommen.

**Traum 240:** *In einem wunderbaren Bassin mit klarem Wasser und Lichtreflexen spielt er mit Nixen, und alle drehen sich über- und untereinander in der dritten Dimension wie Delphine und tanzen miteinander. Er fühlt sich unbeschreiblich wohl.* Einfall: ozeanisches Wohlgefühl wie im Mutterleib. Die wiederentdeckte liebende Mutter hat ihn angenommen, schützt ihn und schenkt ihm neue Lebenskraft.

## Eltern und Geschwister

**Traum 241:** *Ich bin im Traum auf der Suche nach meinen Eltern.*

**Traum 242:** *Der Vater fährt die ganze Familie, auch meine verachtete Schwester, in einer Kutsche unter dem grüngoldenen Laub einer uralten Allee durch eine alte Stadt. Es ist wunderschön.* Einfälle: nostalgische Sehnsucht nach der glücklichen Kindheit mit dem guten Vater und der heilen Familie vor dem Krieg.

Die Position der Eltern und Geschwister wird in den Träumen zurechtgerückt. Sie werden versöhnlicher gesehen und damit realistischer und gerechter. Die emotionale Tendenz des Träumers für seine Familie hat sich von Verachtung und Entwertung zu Anerkennung und Wertschätzung verändert.

## Szenen einer inneren Ehe

Die vor drei Jahren verstorbene Ehefrau erscheint in den manifesten Träumen am häufigsten und zusätzlich in vielen Assoziationen. In den meisten Träumen ist sie ihm emotional am nächsten und setzt ihre Rolle, die sie im Leben hatte, fort. Sie ist einfach da und legt diskret nah, was zu tun ist. Es gibt dann aber auch Veränderungen und Wünsche nach Trennung und Scheidung, wie auch real in Ehen von Hochaltrigen. Er schreibt das ihr zu und fühlt sich alleingelassen, überdenkt aber dann selbstkritisch sein Verhalten zu ihr. Er will sie nicht mehr festhalten, sondern beiden den eigenen Weg freigeben.

**Traum 244:** *Ich werbe um meine Frau, suche sie und hole sie von ihrer Heimat und Familie zu mir. Endlich ist sie da und wir fahren in unserem weißen VW-Cabrio glücklich nach Hause und singen – wie einst im Mai.*

**Traum 271:** *Ich entdecke in unserem Haus neue große Räume, wo ich mit meiner Frau neu anfangen kann.*

**Traum 272:** *Sie beantragt einen neuen Pass, will weg von mir und ein Restaurant eröffnen. Ich sitze mit fremden Leuten am Tisch, bekomme keine emotionale Nahrung mehr.*

**Traum 273:** *Eine andere Frau bietet sich mir als Braut an, aber ich lehne ab. Junge, schöne Löwinnen vertreibe ich aus seinem Haus, denn sie könnten mir gefährlich werden.*

**Traum 277:** *Ich sehe ein, dass es falsch war, sie in ihrem schweren Leiden wie eine Patientin behandeln und am Leben halten zu wollen. Ich will überhaupt niemanden mehr behandeln. Es war unvernünftig, sie zu bedrängen; man muss das Sterben anerkennen und helfen, damit zurechtzukommen.*

## Väter und Söhne

Reale Probleme mit jüngeren Männern aus der Vergangenheit und mit Söhnen werden in den Träumen dieses Jahres oft aufgegriffen und sind mit starken Emotionen verbunden. Das Muster Laios und Ödipus ist oft zu erkennen.

**Traum 278:** *Ein vom Träumer für seine Eltern gebauter Tempel wird von einem bösen jungen Mann zu Unrecht in Besitz genommen. Der Träumer ist verletzt und wütend, fühlt sich unterlegen und erwacht mit Angst.*

**Traum 279:** *Der Träumer wird von einem Sohn in einen Raum eingesperrt und hat große Angst, umgebracht zu werden. Der Sohn sagt: »Wenn Du an mir vorbei lebend hier herauskommst, dann ist alles gut.«* Beim Aufwachen kommt die Erkenntnis, dass das ja ein faires Angebot des Sohnes ist. Die Angst verschwindet, er fühlt sich befreit und sicher.

**Traum 281:** *Zwei Männer besinnen sich darauf, ihren kleinen Sohn nicht mehr wie einen Affen mit einem Stachelhalsband zu gängeln und tödlich zu bedrohen, sondern ihn zu befreien. Der Ring wird weich und weit und der Sohn lebt auf. Das wird vom Träumer als erleichternd und »herzerweiternd« empfunden.*

### Ambivalenz zu jungen Männern

Junge Männer, Söhne und Schwiegersöhne sind in diesen Träumen zwar oft böse und bedrohlich, wollen umbringen, entmachten, rivalisieren, kastrieren, aber die Gefahr kann fast immer abgewendet werden. In den meisten Träumen wird selbstreflexiv nach einer versöhnlichen Haltung gesucht und sie werden als freundlich und hilfreich erlebt.

**Traum 280:** *Ich muss vor einem Gremium von Söhnen Prüfungen bestehen, um anerkannt zu werden. Ich falle durch, aber ein früherer sympathischer Mitarbeiter und Wunschsohn sieht mich freundlich und anerkennend an.*

**Traum 283:** *Ein störrischer Sohn will nicht umarmt sein und weint, aber nach freundlicher Zuwendung und einem »Lass uns doch darüber reden« ist er befreit und gelöst.* Real konnten seit diesem Traum Spannungen besser geklärt werden.

**Traum 285:** *Ein Schwiegersohn hat beruflich globale Macht und löst meine aktuellen Probleme, indem er meine Ideen und Produkte als Luftballons in alle Welt verschickt.*

**Traum 286:** Ich zeuge *noch einen Sohn (Wiederholungstraum).*

**Traum 287:** *Ich bin glücklich, dass mein Sohn ein guter Familienvater und würdiger Erbe ist, und gebe mein kostbares Flugzeug gern an ihn weiter.*

### Töchter und Enkel

Töchter und Schwiegertöchter sind in den Träumen hochgeschätzt. Jeder ältere Mann wünscht sich eine Antigone, die ihn begleitet, und hätte sie real auch nötig. Enkel sind sehr erwünscht. Hochaltrige Großväter trauen sich den Umgang mit Enkeln aber nicht mehr zu. Männer, die darunter leiden, dass sie keine Enkel haben, suchen nach Ersatzenkeln und sehen im Traum und in Wachphantasien gern ihre geschriebenen oder sonstigen Werke als ihre Enkel an.

**Traum 288:** *Ich habe Schuldgefühle, weil ich mich nicht genug um meine Töchter gekümmert habe.*

**Traum 289:** *Mit meiner Tochter (Antigone) wandle ich Arm in Arm auf Bergeshöhen mit weitem Blick und wir sind glücklich.*

**Traum 291:** *Das Vaterhaus ist abgerissen, aber die Tochter tröstet mich und schenkt mir zwei Enkel.*

**Traum 292:** *Ich müsste eine Prüfung machen, um mit zwei kleinen Enkeln umgehen zu können, traue mir das aber nicht mehr zu.*

### Die Familienlegende

Im Lebensrückblick der Träume wird sehr gern eine herzerwärmende Legende von einer heilen Musterfamilie erschaffen. Die Großeltern und Eltern werden verehrt, die Frau ist der Mittelpunkt, die Kinder erfüllen die Erwartungen, Scheidungen werden ungeschehen gemacht, Verstoßene werden rehabilitiert, die richtigen Partner werden gefunden, der Wunsch nach Enkeln wird erfüllt. Solche geträumten Legenden werden nach Eintritt einer Demenz dann oft als real erlebt.

Das eigene Verhalten wird in diesen Träumen selbstkritisch gesehen. Real hat das Beachten und Überdenken der Träume zu einer deutlichen Verbesserung des Familienklimas beigetragen.

## Die Berufsrolle – Status und Anerkennung

In dieser Traumlinie lebt er noch unverändert seine Identität als kompetenter und angesehener Chef seines Unternehmens weiter. Er bestimmt allein und will die von ihm geformte Firma nur unverändert mit seinem Konzept weitergeben.

**Traum 295:** *Ich stelle klar, dass ich allein über die Hausordnung bestimme und trotz Widerstand strukturelle Verbesserungen einführen werde.*

**Traum 296:** *Ich leite einen großen Kongress und führe eine Gruppe von Fachleuten aus schwieriger Situation aus dem Ausland nach Hause; sie erkennen mich ausdrücklich an.*

**Traum 298:** *In einem Dialog mit dem Präsidenten meiner Fachgesellschaft kommen wir überein, dass es wichtig ist, seinen Beitrag zu leisten, aber nicht wichtig, ob man dafür gelobt wird.*

In einem weiteren Traumtypus kämpft er um seine Position, will sich nicht absetzen und entwerten lassen. Es kommen zunehmend Selbstzweifel und Selbstkritik und endlich die Einsicht, dass es Zeit für die Abdankung ist.

**Traum 299:** *Ich werde von meiner früheren, gefürchteten Chefin entlassen, empfinde es als katastrophale Niederlage und möchte mit Hilfe meiner Frau unbedingt wiedereingestellt werden.*

**Traum 301:** *Ich diskutiere mit kritischen früheren Kollegen und merke, dass ich nicht recht habe und nicht mehr mitkomme. Es werden mir Fehler nachgewiesen und ich werde gemahnt aufzuhören.*

**Traum 302:** *Ein Psychotherapeut will eine Frau in seinem Sprechzimmer behandeln. Diese kritisiert seine unordentliche Kleidung und geht weg. Er beschließt, keine Behandlungen mehr durchzuführen.*

**Traum 303:** *Ich will eine neue Praxis eröffnen, gleichzeitig hoffe ich aber, wegen meines Alters keine Lizenz mehr zu bekommen.*

**Traum 311:** *Ich werde verwarnt, weil ich glaube, durch Intuition Träume deuten zu können. Ich möchte mich von Beckmesserei und starren Methoden lösen, meinen persönlichen und freien Stil finden, werde aber gewarnt, mich nicht zu sehr der Intuition zu überlassen und dann wie Stekel als unwissenschaftlich abgelehnt zu werden.*

Vereinzelt erscheinen im Traum noch Nachklänge an Jahrzehnte zurückliegende Behandlungen. Wenn ich jetzt mit einem eigenen Problem, das dem damaligen von bestimmten PatientInnen *ähnlich ist, mit Hilfe von Träumen weitergekommen bin, könnte ich auch in der Therapie besser weiterhelfen.* Einige Träume zeigen die Verbundenheit mit dem Ausbildungsinstitut und den Wunsch, nochmal anzufangen und die Kompetenz zu verbessern. Mit den KollegInnen, die die gleichen Werte und Überzeugungen wie ich hatten, stimme ich mich auch heute noch in Gedanken ab. Sie vertreten meine reife berufliche Identität, mit der ich zufrieden dieses Leben verlassen kann.

**Traum 305:** *Ich sage zu meiner früheren Chefin, dass ich aus Altersgründen jetzt aufhören will zu arbeiten, Ein jüngerer Kollege und früherer Rivale arbeitet mit modernen, überlegenen Methoden und macht es besser als ich. Ich sehe meine Grenzen und will nicht mehr Therapeut sein.*

### Nie wieder Krieg! – Pazifismus aus Erfahrung

Das Lebensmotto des Träumers: »Nie wieder Krieg!«, das ihn zur Psychoanalyse zog, ist in den meisten Träumen zu erkennen. Jeder Krieg ist grausam, mit großer Angst und Entsetzen verbunden, hat destruktive Nachwirkungen und ist absolut verurteilenswert.

**Traum 313:** *Ich muss vor den Russen fliehen, habe große Angst, kann mich aber gerade noch retten. Mein engster Freund erfriert.*

**Traum 315:** *Ich muss im Krieg, in Feindesland sterben, es gibt keinen Ausweg, ich kann nichts tun, bin allein und verlassen, kann nicht in die Heimat. Alles ist weg, was mein Leben ausmacht, ich habe kein Haus und finde kein Bett.*

### Den Krieg beenden

**Traum 316:** *Ich bin mit einigen Kameraden in Russland in einem Waldrand an einem See. Wir gehen aus der Deckung vorsichtig heraus und ich sage: »Ich will nicht mehr schießen, wir machen jetzt Frieden.« Das ist ein gutes Gefühl.* Einfälle: Ich bin aus meiner Kriegserfahrung heraus überzeugter Pazifist geworden und möchte im Traum den Krieg beenden, der sich tief in mich eingeprägt hat. Die vielleicht glücklichste

Stimmung meines Lebens kam durch das Kriegsende im Mai 1945. Endlich Frieden.

**Traum 317:** *Mit einem lieben Freund und Kollegen singen wir im Amphitheater von Epidauros eine Hymne gegen den Krieg und bringen alle zum begeisterten Mitsingen (Assoziationen zu Sophokles und zur Bergpredigt).* Wir geben damit unserer Kriegsabneigung auf grandiose Weise Ausdruck. Beim Überdenken kommen aber dann Schamgefühle wegen des Größenwahns.

**Traum 320:** *Ich besuche meine Mutter in Moskau und wir fahren in einer sehr langen Röhre (Nabelschnur) nach Osten aufs Land. Russland ist dort angenehm und wunderbar, nicht mehr feindlich.* Einfall: Mütterchen Russland, für das die vielen jungen Russen starben.

## Gefährliche Knabenträume

Im Alter geht das Gedächtnis für Neues zurück und immer frühere Zeiten kommen wieder deutlich in Erinnerung, von nostalgischen Gefühlen begleitet, so z. B. an die Zeit, als man noch mit Panzern und Flugzeugen spielte, ein edler Ritter und tapferer Held sein wollte und Krieg für ein Indianerspiel und eine Bewährungsprobe hielt, um ein Mann zu werden. Die Träume mahnen und warnen, dass im hohen Alter – für den kritischen Verstand unvermutet und unvorstellbar – der Krieg wie damals wieder als begeisterndes Abenteuer erlebt werden kann. Das hat auch politisch Bedeutung.

**Traum 321:** *Ich bin ein Kriegsheld wie der Psychoanalytiker Wilfred Bion und werde dafür mit dem Ritterkreuz ausgezeichnet!*

Beim Erwachen kann man – solange man noch nicht dement ist – sich schnell davon wie von Albträumen distanzieren, erkennt sie als Wiederkehr der frühen Prägungen durch Irrlehren und fühlt sich befreit und entlastet. Auch bei leichten Demenzen geht die Kritik dafür leicht verloren.

## Angst vor Abbau von Körper und Geist

Jeder Hochaltrige hat Angst, dass bei ihm Abbausyndrome eintreten könnten oder unbemerkt vielleicht schon vorhanden sind. Die Träume nehmen das vorweg, stellen dar, zu welchen Denkweisen man neigt, ob man Feindbilder aufbaut, sich verfolgt, beraubt oder bedroht fühlt und von wem.

**Traum 324:** *Es sind auf einmal Gäste im Haus, die mich verstören. Ich habe vergessen, dass ich selbst sie eingeladen hatte. Ich vergesse wichtige Namen, das macht mir Angst.*

**Traum 325:** *Ich habe ein selbstfahrendes Auto geliehen, das zu seinem Entsetzen in der Stadt davonfährt und verschwindet. Niemand will mir helfen. Erschreckendes Gefühl, die wunderbare Technik nicht mehr zu beherrschen.*

**Traum 326:** *Ich weiß während einer Operation plötzlich nicht mehr, wie es geht, fürchte Kunstfehler zu begehen, bin ratlos und verzweifelt.*

**Traum 327:** *Ich finde mein Auto nicht, erkenne mit Erschrecken, dass ich örtlich desorientiert bin.*

**Traum 328:** *Ich kann eine Vorlage nicht mehr in Schriftform übertragen. (In der Realität bin ich täglich darauf angewiesen.)*

**Traum 329:** *Ich bin verwirrt und dement und muss endgültig aufgeben. Habe große Angst, als schwachsinnig Dementer vor anderen bloßgestellt und vorgeführt zu werden.*

Die Realitätsprüfung beim Erwachen zeigt, dass die meisten Ängste unbegründet sind und man befreit weiterleben kann. Nur wenn man das, was man geträumt hat, auch im Wachleben noch für wahr halten würde, wäre man wirklich dement. Die Träume zeigen, zu welcher Abbauform man wahrscheinlich neigen würde, und bieten die Chance, dem rechtzeitig entgegenzuwirken. Es lohnt sich also, auf seine Träume zu achten.

## Aus dem Traumtagebuch eines Hundertjährigen

Im 100. Lebensjahr wurden 69 Träume notiert. Sie wurden nach Themenkreisen und deren Häufigkeit geordnet. Die Texte der Traumbeispiele sind gestrafft und z. T. mit Kommentaren über die wesentlichen Assoziationen versehen.

## Versagen des Körpers

Das ist der Themenkreis mit den meisten Träumen. Das reale Organversagen eines plötzlichen Sehsturzes auf 20 Prozent mit Ausfall des Farbsehens und Angst zu erblinden, die Altersschwäche und Todesnähe sowie grobe Gehunsicherheit mit mehreren gefährlichen Stürzen wird in Träumen kommentiert.

**Traum 3:** *Ich werde in einem Container der Müllabfuhr in ein Krematorium geschoben, Ich will herausspringen, sehe aber, ich bin dagegen wehrlos, werde halt zerdrückt.* Erstmals denke ich, ich will nicht mehr, will nie mehr wachwerden. Erst nach sieben Stunden Schlaf kann ich wieder aufstehen.

**Traum 4:** *Ein hagerer Mann bringt Menschen um, sechs bis acht Männer hat er schon in ein Packet gepresst und verschnürt. Er ist grade dabei, lachende, singende Soldaten in seine Falle zu locken, und er will mir meine Freundin nehmen. Ich muss ständig auf der Hut sein.* Denke danach an meine verstorbenen Freunde und dass der Tod allgegenwärtig ist.

**Traum 8:** *Auf meine Bitten spielt mein früherer Pro mit mir Golf. Ich verirre mich auf dem Golfplatz aber gleich, entferne mich immer weiter vom Clubhaus. Schaffe es dann doch, in den Club zu gelangen. Schäme mich vor dem Pro und der Sekretärin.* Der Traum zeigt meine Furcht dement zu sein wie ein verstorbener Mitspieler, der gefährlich in falsche Richtungen schlug.

**Traum 10:** Real zwei schwere Stürze mit äußeren Verletzungen, aber ohne Knochenbrüche. Schock und Angst, fühle mich wie gelähmt, mache nur ganz kleine Schritte. *Bin im Traum depressiv-pessimistischer Stimmung mit Angstphantasien: Nie wieder darf ich ohne Begleitung mein Haus verlassen, nie wieder in die Oper gehen. Es ist alles vorbei, ich habe keine Zukunft mehr, keinen Zugang zur geistigen Welt, mein Leben wird sinnlos.* Beim Aufwachen eine Assoziation, es sei mein innerer Plan gewesen, in der Oper zu stürzen, Selbstbestrafung für Überheblichkeit, Warnung nicht zu hoch zu fliegen. *»Bevor ich im Parkettsessel sitze, kann immer noch etwas passieren«*, hatte ich kurz vorher gesagt.

**Traum 60:** *Will nach Hause fahren nach Norden. Der Zug nach Berlin ist supermodern, man sitzt ganz oben, ein ganz neues Gefühl, ein*

*Schweben. Man lässt mich in diesen Zug aber nicht hinein, verweist mich auf die Holzklasse. Ich fahre damit nach Cadiz, spüre Sehnsucht nach dem Süden, wo Dieter lebte, dessen Asche dort verstreut wird. Sehnsucht nach dem Übergang ins Jenseits, ein neues Gefühl.*

## Aufschwünge

**Traum 5:** *Bei einem Turnier heiterer Rollstuhlfahrer geht es darum, wer das schönste Bild malt und die schönsten Farben zum Leuchten bringt,* Der Traum erfüllt meinen Wunsch, die schöne Welt in ihrer Farbigkeit wiedersehen zu können. Ich bin glücklich.

**Traum 7:** *Schwere Klötze drücken auf eine schmerzhafte teigige Masse, in der ich unten gehalten werde. Ich will raus, kann aber nichts greifen und suche nach etwas aus Seide, mit dem ich herausschlüpfen kann. Auch ein Vogelruf könnte mir heraushelfen, aber ich bin allein und hilflos.* Denke, dass vor allem die Schwerkraft dem Todestrieb dient, meine Kraft und meine Lebenslust nach unten zieht. Ich wehre mich, indem ich am Tiefpunkt eine Gegenbewegung mache und mich mit einem Kippschwung zum Sitzen auf der Bettkante bringe. Das hilft gegen die Angst vor Abbau und Tod. Real versuche ich zu retten, was zu retten ist, lasse die Augen behandeln, treibe Sturzprophylaxe, gehe ins Fitnessstudio.

**Traum 9:** Muss mich wegen schwerer Erschöpfung nachmittags sofort hinlegen, teils Schlaf, teils Halbschlaf. *Die Dimensionen verschwinden, lösen sich auf, es gibt nicht mehr oben und unten, es ist ein Schwebezustand, wie im Mutterleib. Ich bin nicht mehr ich, sondern ein Teil der Umgebung. Ich fühle mich im Lademodus, spüre, wie die Energien der Erde und der Luft in mich einströmen, mich aufladen wie mein Handy.* Auf einmal ist wieder Leben in mir, ich kann meinen Körper wieder spüren, die Augen wieder aufmachen, den Baum vor dem Fenster wieder sehen, das Licht, die Sonne. Ich spüre tiefe Dankbarkeit, möchte singen »Gracias a la vida«.

**Traum 11:** Real im Hotel auf Sylt. *Im Traum finde ich meine Wohnung nicht mehr. Ich werde auf der Straße in der Fremde hilflos allein sterben müssen.* Real fühle ich mich im Hotel wie in fremder Umgebung, hilflos und allein. Ich will nach Hause und buche entschlossen den Rückflug für den nächsten Tag. Zuhause angekommen fühle ich mich in vertrauter Umgebung sofort wohl und geborgen und beschließe nie mehr zu reisen.

**Traum 15:** *Morgengabe: Ich muss beim Aufstehen meine Beine wie ein Rad rollen lassen, rolling home, und werde dann wie auf einem Fahrrad von den inneren Stabilisatoren im Gleichgewicht gehalten, vom Trippelschritt zum Tanzen.*

**Traum 16:** *Ich massiere die labbrigen Muskeln eines Manns. Er schwimmt daraufhin beharrlich in einem Fluss und gewinnt das Wettschwimmen; sein Rivale gibt auf. Am Ziel, seinem Golfclub, wird er jubelnd empfangen.* Der Traum macht mir Mut, trotz meiner Schwäche die geplanten Vorträge zu halten und den 100. Geburtstag zu feiern.

### Daheim bei der Familie

**Traum 12:** Am Tag nach dem vorzeitigen Rückflug: *Im Traum werde ich von einer jungen Frau auf einer sonnenüberstrahlten Landschaft (Sylt) spazieren geführt. Es ist wunderschön, ich bin glücklich, singe mit ihr im Duett.* Der Traum zeigt meinen Wunsch, wie der alte König Ödipus auf Kolonos von Tochter Antigone begleitet zu sein. Weiter stellt der Traum dar, dass im Kontrast zum Stimmungstief im Hotel **das Glück des Daheimseins** und umgeben von Güte und Huld mich in Hochstimmung versetzt.

**Traum 56:** *Wohin soll ich jetzt noch reisen? Portugal? Kanada? Mozambique? Finde die befreiende Lösung: Ich mache richtig Urlaub daheim. Ich habe dann keine äußeren Termine mehr, sondern kann mit meinen Kindern in den Odenwald, auf Schloss Johannesberg und in die Krone nach Assmannshausen fahren.* Erwache befreit, glücklich, ja, das ist es. Freue mich wie ein Schulkind auf drei Wochen Osterferien.

**Traum 58:** *Wir sind in Avignon und wollen heimfliegen, finden aber keinen internationalen Flughafen, alles ist zu eng dafür. Plötzlich sind wir in Baden-Baden. Das ist Heimatland und wir können mit Bus oder Kutsche heimfahren, alles ist einfach und gut.*

**Traum 59:** *In Spanien wohne ich in einem große Lehmklumpen mit vielen Wohnungen und Gängen drin. Ich muss mehrmals umziehen in unvertraute Wohnungen, in denen ich mich unsicher fühle, muss deshalb weitersuchen, finde keine Heimat.* Beim Aufwachen suche ich lange nach Orientierung, kann es erst gar nicht glauben, dass ich in meinem vertrauten Schlafzimmer bin. Dann Glücksgefühl. Nie wieder allein verreisen. Daheimbleiben wie im Mutterleib.

**Traum 13:** *Eine neidische Hexe drückt meine (verstorbene) Frau hinunter und verwandelt sie in einen Klumpen Fleisch. Ich mache mit Medikamenten meine Frau wieder lebendig und hole sie herauf. Wir reden miteinander und machen Pläne.* Der Traum erfüllt meinen Wunsch, meine Frau aus der Unterwelt wieder hochzuholen wie Orpheus seine Eurydike und bei mir zu haben.

**Traum 57:** *In Spanien warte ich mit meiner Frau und unseren Freunden G. auf Freund K., wir hören aber, dass er nicht kommen wird. Meine Frau und ich beschließen: dann müssen wir uns halt allein Spanien ansehen. Wir fahren gleich los ins ursprüngliche Hinterland.* – Als Morgengabe: Aufbruchstimmung. Zuhause in meinem Wintergarten könnte ich ein neues Leben anfangen, einen neuen Saustall gründen oder einen Club der Don Quijotes oder – besser – der Sancho Pansas? Oder besser gleich im Internet? Mir geht auf, dass jetzt andere Menschen zu mir passen, Spanier, Franzosen, Philosophen, Künstler, die auf der Tertiärstufe denken.

**Traum 24:** *Habe ein Bild vor Augen mit einer Jahreszahl, fünf Jahre vor meiner Ehe. Ich habe aber kein Streichholz, um das Bild zu »entzünden«. Erst als ich aufstehe und mein Handy hole, sehe ich eine Frauengestalt mit Zügen meiner Frau, meiner Mutter und der Jungfrau Maria. Ich spreche mit jeder Person einzeln, bin ernüchtert und tröste mich schließlich mit dem Ergebnis: Es war wohl besser so.* Real hatte ich mich in dem fraglichen Jahr unter schweren Konflikten für keine Partnerin entscheiden können. Erst fünf Jahre später begegnete ich meiner Frau und wir gehörten ganz selbstverständlich zusammen. Akuter Anlass dieses Traums sind Partnerprobleme einer Tochter.

**Traum 27:** *Auf dem Weg zu meinem Vaterhaus läuft ein Mann neben mir her, der nicht sagt, wer er ist. Er bringt mich zu vier Frauen (Nornen?), von denen eine mich mit dem falschen Vornamen anspricht. Der Mann geht mit mir auf einer Landzunge Richtung Norden , aber der Weg hinüber nach Dänemark wird immer weiter. ich hoffe wie Cervantes im Norden den Übergang zu finden* – Heimkehr ins Vaterhaus.

**Traum 23:** *Der Taxifahrer lässt mich lange warten. Seine Frau erklärt mir, dass er erst zu seinem Sohn und dann zu seinem Pferd muss,* *um es zu pflegen und auszureiten. Erst danach ist Zeit für die berufliche Gruppensitzung . Ich e*rwache mit der befreienden Einsicht, dass die Grundbedürfnisse des Bauern in mir die Basis meiner Identität als Intellektueller darstellen. Das habe ich meinen Ahnen zu verdanken.

**Traum 14:** *Ich darf ein Turnier auf unserem Golfplatz nicht mitspielen, werde auf den unterirdischen Platz direkt darunter verwiesen. Habe Angst, mich nicht zurechtzufinden, mich zu verirren. Sehe aber, dass der Platz viel weiter und übersichtlicher ist. Finde dort hilfsbereite Männer, die mir den Weg zeigen. Im Clubhaus werde ich freundlich empfangen.* Real darf ich wegen meiner Sturzneigung keine Turniere mehr mitspielen. Der Herabsetzung begegnet der Traum mit Zuversicht auf Hilfe und Selbsthilfe.

## Übernatürliche Kräfte

**Traum 17:** *Am Rheinufer in Mainz hängt vor einer Wand ein weißes Tuch, vielleicht ein Leichentuch, von dem ich mir im Vorübergehen oben einen Zipfel herausnehme. Erst später erfahre ich, dass ich dadurch unsterblich geworden_bin. Ich verkünde, dass ich das möglichst vielen gönne.* Statt Leichentuch ein Zipfelchen Unsterblichkeit. Ein hundertster Geburtstag, wie ich ihn vor zwei Wochen feierte, ist schon etwas Besonderes, hat meine Lebenslust und Vitalität verbessert.

**Traum 18:** *Ein Volksfest auf unserem Golfplatz, vertraute Gesichter, freundschaftliche, heitere Stimmung. Ich krieche auf dem Boden und manche treten auf mich. Auf einmal merke ich, dass ich* ***die Schwerkraft überwinden****, mich aufrichten und mich auf gleiche Augenhöhe mit den Größten erheben kann. Bin in einem stabilen Schwebezustand, es ist ein wunderbares Gefühl. Ich schwebe dann beiseite und stelle fest, dass ich ganz leicht 15 bis 20 Meter hoch komme. Riskiere dann vorsichtig einen Salto rückwärts, nach links hinten wie bei meinen Stürzen. Es kommt zuerst die schreckliche Angst wie beim realen Stürzen, aber dann gelingt der Salto und ich lande mit freudigem Erstaunen sicher auf den Beinen.* Mir fällt dazu ein, dass ein Patient Michael Balints einen Purzelbaum als Beweis seiner Heilung vorführte. Der Traum zeigt mir, dass meine Selbstsicherheit stabil geworden ist, Ich fühle mich den anderen nicht mehr unterlegen, sondern habe eine besondere Fähigkeit gewonnen. Der Traum ist nachhaltig wirksam, denn die ständige Sturzangst nicht mehr spürbar und das Gehen ist deutlich sicherer geworden.

### Sinn des Lebens

**Traum 19:** Der Traum bringt als Morgengabe die Erkenntnis, dass die Evolution nicht nur das Prinzip der Erhaltung der Art, sondern auch das der Weiterentwicklung zu einer höheren Organisationsform verfolgt. So auch beim Menschen.

**Traum 20:** *Bin nackt am Sandstrand einer tropischen Insel. Bin allein, fühle mich klein und völlig hilflos.* Verfalle in einen tiefen Schlaf von 13 Stunden. Real sah ich gestern »Der Sturm«, Shakespeares letztes Werk, in dem der alte Prospero auf seiner Insel sich auf ein würdiges Sterben vorbereitet. Er erkennt seine Vergänglichkeit: »*Wir sind aus solchem Stoff, aus dem die Träume sind und unser kleines Leben umfasst ein Schlaf.*« Dann Robinson Crusoe, der damit zurechtkommen muss, auf einer Insel allein zu leben – wie ich im Alter. Im Theater war ich in Sturzgefahr, hilflos, musste von meiner Begleiterin geführt werden.

### Beruf – Anerkennung und Verzicht

**Traum 21:** *Im Traum bin ich vor einem saalfüllenden Auditorium ganz selbstverständlich »der erste«.* Beim Aufwachen bleibt dieses Gefühl bestehen, und es kommt die Erinnerung, dass ich real der erste Psychiater war, der über die frappierende Heilung eines Wahnkranken durch ein neues Psychopharmakon berichtet hatte, 50 Jahre später wurde darüber ein Symposion veranstaltet und mein Bericht gewürdigt. Kann erst jetzt meine Leistung anerkennen.

**Traum 22:** *Ich spreche mit einem prominenten Kollegen über den gemeinsamen Kauf einer Klinik. Draußen in unserem verregneten Cabrio sitzt meine Frau niedergedrückt und weint.* – Erwache mit der Einsicht, dass meine Zeit als Großunternehmer endgültig vorbei ist und ich mich stattdessen mehr um meine Frau kümmern will.

**Traum 24:** *In einem Schloss am Meer hält ein Kollege einen Vortrag, in dem er einen prominenten Kollegen erwähnt. Ich hasse und verachte ihn dafür, denn ich will der Einzige sein, der den Namen dieses Kollegen* *nennen darf.* Real habe ich gestern mein Buch *Träume des Alters* mit einer Widmung für diesen Kollegen zur Post gegeben. Der Traum weckt Erinnerungen an Menschen, die ich wütend verachtet hatte, was mir heute sehr leid tut. Verachtung ist ein menschenunwürdiges Relikt der Hackreihe.

**Traum 65:** *Ich will in Urlaub gehen, aber viele Patienten erwarten meine Hilfe, besonders zwei Männer mit Herzproblemen, und die ganze Klinik muss erst als Gruppe organisiert werden. Ich weiß nicht, wie ich das alles machen soll. Ich hole meine frühere Sekretärin zu Hilfe und kann dann die Herzpatienten gut behandeln. Zufrieden erwacht.* Gedanken: Ich soll bei meinem Vortrag morgen die Gruppe der Zuhörer einbeziehen, soll weibliche Hilfe annehmen und auf mein krankes Herz achten.

Mir geht auf, dass meine Träume starke Handlungstendenz haben: Ich mache mich *mit Freude und sofort* an meinen Vortrag, ich sage einen stressigen Termin ab, um mein Herz zu schonen, und mit Hilfe von Inge wird alles gelingen. Am Anfang war der Traum.

Meine frühere Unschlüssigkeit und zögerndes Aufschieben sind nicht mehr da.

### Selbstwert – der Einzige sein

Gestern Abend war Grand Chapitre, ein fröhliches Fest mit dem Aufnahme-Zeremoniell neuer Mitglieder. Zu meiner Erheiterung hatte ich mich wieder in die Position des Einzigen gebracht, ganz vorn am Zugang zur ersten Reihe, sodass sich alle an meinem Rollstuhl vorbeidrücken mussten.

**Traum 28:** *Ein energischer vitaler Mathematiklehrer (Arnim) prüft eine Gruppe von zehn jungen Männern, Die Aufgaben stehen auf einer großen Tafel (wie das Leaderboard beim Golf). Meine steht ganz unten und heißt »die Adamogenische Erhebung«. Ich finde die Lösung nicht und werde deshalb als Einziger durchfallen. Doch der Lehrer hört auf, bevor ich an der Reihe bin, und sagt, dass alle die Prüfung bestanden haben. Einer spricht mich missgünstig von der Seite an. Ich sei doch durchgefallen, aber das geht in der allgemeinen Freude unter.* Gestern Lob von A. über mein Golfbuch. Bin stolz, fühle Genugtuung. Euganäische Hügel, Erschaffung Adams durch Gott. Fühle mich erhoben, gehöre zur Gruppe trotz meiner Mängel. Freunde retten mich.

**Traum 29:** *Ich greife eine Migrantin an, mache sie verächtlich und vertreibe sie in einen Seitenweg. Muss mich dafür vor dem Papst verantworten. Komme mir als schwerer Sünder und Verbrecher vor.* Real hatte ich *gestern einen Live-Auftritt im Fernsehen* und der Traum sagt mir, ich darf nicht überheblich werden.

**Traum 30:** *Ich soll als Senior die Costa Rica Open eröffnen. Bin etwas spät, sage einige Worte. Mein Ball fliegt das ganze Feld entlang, überholt alle und schlägt als erster davor ein.* Nach erholsamem Schlaf erwache ich zufrieden, das habe ich verdient.

**Traum 31:** *Wir müssen eine Frau aus einem Käfig retten. Das ist gefährlich, aber es gelingt uns, sie aus der Stadt herauszubringen. Ich bin dann selber im Käfig, aber es wird gut ausgehen – im Narrenkäfig wie Don Quijote. Muss mich als Autor gegen die rechtfertigen, die mich nicht verstehen können und mich für einen Narren halten.*

### Großeltern, Eltern, Väter und Brüder

**Traum 32:** *Ein Familienfoto von 1920, das meine Mutter mit ihren Eltern und Geschwistern zeigt, steht groß in der Halle im Bayerischen Hof in München. Ich hatte meine Herkunftsfamilie zu meinem 100. Geburtstag eingeladen, um stolz und dankbar zu zeigen, was aus einem der ihren geworden ist. Jeder einzelne, dem ich meine Glanzleistungen erkläre, wird lebendig, tritt aus dem Bild heraus und spricht mit mir. Ich bin mit meinen Vorfahren dankbar verbunden.*

**Traum 33:** *In einem Lokal wendet sich mir ein Mann mit großer Sympathie zu und hilft mir sofort. Ich kannte ihn wohl schon immer (Vater). Er ist Arzt und besitzt ein Gourmet-Restaurant mit Innenhof und Zelten. Er erinnert mich an meinen Vater und zwei Großväter. Alles ist Sympathie und Harmonie, ich bin sehr glücklich.*

**Traum 34:** *Wir Kollegen aus der Mitscherlich-Zeit raufen uns darüber, was wir singen sollen. Aber dann einigen wir uns und singen lustvoll miteinander.* Erwache mit Glücksgefühl. Ich habe endlich Brüder. Das Singen mit Brüdern und Schwestern im Seniorenchor vitalisiert mich.

**Traum 35:** *In einem Autobahntunnel bleibt im Gegenverkehr ein Auto liegen. Ich will vorbeifahren, aber ein Mann hält mich an, ich soll helfen.*

*Mit Freuden und sofort mache ich Wiederbelebung, rufe meine Tochter und den Notdienst an. Ich habe einen guten Freund gewonnen, wir gehören zusammen und verstehen uns sehr gut, Ich bin zunehmend auf Hilfe angewiesen, finde sie bei Freunden, bin selbst hilfsbereiter geworden.*

### Mutter und Schwester, Frau und Kinder

**Traum 36:** *Ich umarme meine Mutter und werde zu meiner Überraschung in einem Bett an einer Schnur in den Himmel über dem Mittelmeer geschossen, von Dubai auf einen Stern über Marokko. Habe Bedenken, kann aber nichts machen. Bin überrascht und sehe fasziniert und tiefzufrieden die leuchtende Schnur und weit unten das tiefblaue Meer.* Bin erstaunt, dass ich dank der Nabelschnur – dank der Mutter – so hoch gekommen bin; *Traum: Der Freund und Mentor P. erklärt mir auf dem Heimweg, die Psychoanalyse bestehe nicht aus vier, sondern aus drei Punkten. Ich verstehe es aber nicht, obwohl ich es unbedingt wissen will. In die Wohnung der Kollegin, die uns begleitet, dürfen wir aber nicht mitgehen. denn »sie war mal Patientin«. Mahnung zu Inzesttabu bei bestimmten Frauen. Vier zu drei ist Fokussierung von Vollfamilie auf Mutter, verstorbene Schwester und mich.*

**Traum 38:** *Meine Frau hat sich in einen sehr sympathischen skandinavischen Milliardär verliebt. Er vermacht ihr alles, was er hat. Meine Frau fährt mit mir über einen See in sein Haus in einer erleuchteten Riesenfelswand (HR Sendegebäude). Es ist* ***Aladins Wunderhöhle.*** Ich überwinde Wut und Eifersucht und sehe gelassen und zuversichtlich meinem *ersten Fernsehauftritt morgen* entgegen, bin neugierig und erwarte Wunder.

**Traum 39:** *Ich suche nach einer Gelegenheit bei meiner Frau zu sein. Versuche im Golfclub und auf einer Wiese misslingen. Auf einmal schiebt jemand einen saalgroßen Wintergarten weit vor und Sonja und ich sitzen an einem Tischchen überm Meer wie im Merendero (span. f. Ausflugslokal), in Ewigkeit vereint.* Ich sah beim Wachwerden das Grau des Morgens mit großer Freude, denn es sang und vibrierte in mir. Ich hatte die Angst vor der ewigen Nacht überwunden.

**Traum 40:** *Ich komme zur Mittagspause heim, aber meine Frau wendet sich ab. Sie verlasse mich. Ich bin sehr traurig. Monika T. ruft, ich* *gehöre jetzt in ihr Reich. Es ist eine riesige verfallende Kathedrale, zum Himmel hin offen, das Totenreich. Monika ist mein Todesengel, meine Frau kann mich nicht mehr schützen.* (Traum zwei Tage nach meinem 100. Geburtstag)

**Traum 41:** *Ich will meiner Frau eine Freude machen. Ich erweitere unseren Garten, ziehe eine schöne weiße Mauer ringsum, an der ihre Freundinnen ihre Bilder ausstellen können. Das wird auch die Harmonie zu den Nachbarinnen verbessern.*

**Traum 42:** *Meine Frau, meine Kinder und ich überlegen, wie wir den Menschen in der Evolution weiterbringen und zum richtigen Menschen machen können. Man muss dazu eine Spritze in ein Gewebe an der Hirnbasis geben.* Real heute eine Spritze mit weiblichen Hormonen bekommen, fühle mich weiblicher. Heureka, das ist die Lösung!

**Traum 43:** *Akademietreffen am Main bei Würzburg. Weder meine Frau noch ich haben etwas vorbereitet, macht nichts, denn jede Clique geht heiter ihren eigenen Weg. Wir gehören zu den Otts. Gruppen regredieren zu Cliquen und Familien, das ist natürlich.*

**Traum 45:** *Ein junges Weib schmiegt sich an mich, erlaubt mir Petting und gibt mir einen Kuss. Ich bin sehr zufrieden. »Weiter darf es nicht gehen«, sagt sie. Ich warne vor den Hexen und dem übermütigen Satyr in jedem Mann.* Erwache heiter, erotisch erregt. Sie ist meine Muse, denn als Morgengabe schenkt mir der Traum die Zusammenfassung meines Buchs in einigen Leitsätzen.

## Söhne, Töchter, Enkelglück

**Traum 46:** *Eine Gruppe von Kollegen, darunter mein Erzfeind, der böse junge Mann, machen mir das Recht streitig, unseren Präsidenten zu begrüßen. Am Ende hat nicht er, sondern nur ich als Einziger dieses Recht.* Erwache mit tiefer Befriedigung.

**Traum 49:** *In einer Gruppe aus Familie und Kollegen geht es fröhlich reihum, aber dann spuckt jeder seinem Nachbarn ins Gesicht, meine Tochter mir. Ich bin gespannt, ob ich die Beleidigung aushalte, aber ich bleibe gelassen, gleichmütig und ohne Affekt.*

**Traum 50:** *Spiele Golf mit meinem kleinen Enkel. Bin selbstsicher, liebevoll zum Enkel – auch dem in mir.*

**Traum 51:** *Eine Bande zieht mein Geld ein, aber ein Enkelchen macht das alles wieder zu unserem Vermögen. Dann aber wird dem Enkel alles Geld aus der Tasche gezogen. Macht aber nichts, er gleicht es wieder aus. Warnung vor Enkeltrick und falschen Spenden. Enkelglück und Enkel als Bande.* Doppelsinn von Familienbande. Dieser Traum bringt als Morgengabe die Idee, bei der Moguntia als Patriarch mit dem jüngsten Knappen ein Lied zu singen, abwechselnd je eine Strophe: ich nach klassischer Art, er nach Art seiner Generation. Wir haben das inzwischen real gemacht und es war ein großer Erfolg.

## Krieg und eigene Aggression

**Traum 61:** *Ich halte die gewohnten Weckertöne für Parolen der Nazi-Propaganda. Beim Wachwerden erwacht die Kritik und ich erkenne, wie falsch und gewissenlos verführerisch diese Propaganda war.* Gestern in meinen Kriegsbriefen aus der Nazizeit gelesen. Nie wieder darf man junge Menschen ideologisch blind machen. Ideologie ist kritikloser Wahn.

**Traum 62:** *Bei Kriegsende wird das Psychoanalyse-Institut von drolligen Gartenzwergen besetzt. Ich muss fliehen, die Leiterin wird überwältigt. Die Zwerge ziehen nach Oberhessen weiter und beenden den Krieg. Auf lächerliche Weise versuchen sie, mit ihren Waffen Wurstdosen zu öffnen.* Die Aggression spielerisch auflösen. *Bob Dylan: Mama, take that badge from me, I can't use it more (knocking on heavens door).*

**Traum 63:** *Ich bin mit meiner Freundin im Golfclub. Ein Rivale macht mich lächerlich und lacht laut über mich. Ich fordere ihn zum Duell auf Pistolen. Das wird zu einem Volksauflauf, viele Gruppen und Vereine ziehen auf mit Trommeln und Fahnen. Ich bin überzeugt, dass ich ihn töten muss und werde und er keine Chance hat. Er zittert vor Angst und sagt, er würde lieber in der Menge verschwinden. Er fängt dann an, mir leid zu tun. Er ist doch auch mein Freund, vielleicht genügt es, wenn ich ihn nur an Arm oder Bein treffe. Ich will nicht wie ein Henker der Hauptakteur einer Hinrichtung sein. Ein hoher Richter in Robe lehnt eine Güteregelung leider ab und fährt in seiner Sänfte davon. Ich sage zu dem Gegner, ich würde evtl. eine Entschuldigung akzeptieren. Er geht sofort darauf ein, verbreitet das und alles Volk bricht in Jubel aus.*

*Es ist auf einmal ein heiter entspanntes Volksfest. Ich erwache mit lautem befreitem Lachen.* **Anlass des Traums** war, dass ein geliebter Freund überraschend eine von mir verabscheute Ideologie geäußert hatte. Ich war empört und verletzt, suchte und fand real aber eine oberflächliche Versöhnung. Im Traum kommt meine verdrängte Wut hoch und ich bestehe auf meinem Recht. Dann werde ich großmütig verzeihend, finde meine Mitmenschlichkeit wieder und fühle mich von dem Vormenschen in mir befreit. **Es ist ein nachhaltiger Beitrag zur Friedensstiftung** und Entschärfung der Aggression, wenn solche Konflikte von möglichst vielen Menschen auf der Welt symbolisch im Träumen auf der Phantasieebene statt auf der Handlungsebene gelöst werden können.

### Erleuchtung – neuer Blick

**Traum 64:** *Von oben her beleuchte ich die Welt wie mit einer Taschenlampe. Der Kreis wandert von Golfclub Hof Hausen über das Herrenhaus zur Viehweide und dann zum Waldfriedhof, auch Josys Grab ist einbezogen. Es ist kein lineares Licht, sondern es wird alles klar erkennbar, Gebäude und Personen, und im tieferen Sinn Zusammenhänge und Geschichte. Es ist Erleuchtung. Ich habe den Durchblick, so wie ich in nie hatte. Alles im Kreis wird harmonisch. Es ist doch alles gut und hätte es auch schon damals sein können. Aber ich hatte das nicht gesehen und viele böse Fehler gemacht. Ich bereue das sehr und möchte es wiedergutmachen.*

### 100 Jahre alt: Wie ist das?

Der 100. Geburtstag bringt überraschende äußere wie innere Veränderungen. Menschen und Medien nehmen einen wahr und machen die Verdienste bekannt. Das bringt zum Nachdenken. Manches bei sich selbst hatte man so noch nicht gesehen und kann es jetzt annehmen. Das wirkt sich ganzheitlich stabilisierend aus.

Die Beziehungen zu anderen Menschen verändern sich. Alle unter 100 kommen einem noch sehr jung vor, man sieht, welches Zukunftspotenzial sie noch haben. Man sieht auch, dass man selbst ein Mehr an Lebenserfahrung hat und Zeitzeuge eines Jahrhunderts ist. Die Jüngeren wollen wissen und hören zu, aber mit der natürlichen Skepsis des Generationenabstands. Ein hundertjähriger, steinalter Mensch gehört zu den Ahnen aus der Steinzeit, von denen man zwar weiß, dass man von ihnen abstammt, deren Lehren man aber auch als Steinzeitwissen ansieht, das man nicht einfach übernehmen kann. Das neue einander Zuhören setzt fruchtbare Diskussionen in Gang.

## Welchen Sinn hat die Beachtung des Träumens für Hochaltrige?

Einige Hochaltrige träumen wegen der Verkürzung der REM-Schlafzeit weniger als früher oder sie messen ihren Träumen keinen Wert bei und beachten sie nicht. Andere träumen gern und oft und interessieren sich für die Bedeutung ihrer Träume. Entsprechend der veränderten Denkweise im Alter sind die Träume oft prägnanter und auf das Wesentliche fokussiert:

Träume sind eine **persönliche Tagesschau**, die oft das weniger Beachtete im Tageserleben aufgreifen.
Die **Traumarbeit** beschäftigt sich mit den anstehenden Problemen. Im Archiv der vom Altgedächtnis gespeicherten Lebensgeschichte sucht sie nach Situationen, die der jetzigen vergleichbar sind, und stellt fest, wie man sich damals entschieden und welche Erfahrungen man damit gemacht hat.
Je nach Ergebnis rät der Traum von einem Plan ab oder ermutigt dazu.
Er legt uns seinen Lösungsvorschlag als **Morgengabe** vor, in verschlüsselter Form, aber man lernt schnell, die Sprache des Traums intuitiv zu verstehen.
Im Traum besuchen uns Personen aus unserem ganzen Leben. Das fängt bei Großeltern, Eltern und Geschwistern an, dann Ehepartner, Kinder und Enkel, Schulkameraden, Studienfreunde, Berufskollegen, Vereinsfreunde. Man hat im Traum ein reichhaltiges **inneres Beziehungsnetz**, das mehr als Ausgleich für die reale Vereinsamung bietet.
Die meisten Hochaltrigen halten **Lebensrückschau** mit guten und bösen Erinnerungen und an die Rolle, die man dabei gespielt hat.
**Träume verjüngen uns**, denn die meisten Traumszenen spielen in viel jüngeren Jahren und die Körperfunktionen, z. B. Hormonausschüttung, sind dabei wie in der Situation von damals.

Die Träume **entgiften von negativen Affekten** wie Hass, Zorn, Wut, Scham und schützen uns davor, dass die Destruktion gegen unseren eigenen, geschwächten Körper geht und ihn zerstört.
Die Träume **erfüllen unsere Wünsche**, auch die verbotenen. Man kann alles nachholen, was man versäumt hat. Und sie bieten Ersatz für das, was uns im realen Leben nicht mehr möglich ist.
Die Träume bieten **Hilfen gegen das Versagen des Körpers**.

*Ein Ende 90-jähriger Mann, der ständig stürzte und nicht mehr aufrecht gehen konnte, träumte, er wolle an einer fröhlichen Feier auf einem Golfplatz teilnehmen. Er konnte aber nur kriechen, wurde nicht beachtet und versehentlich getreten. Auf einmal spürte er, wie sein Körper leicht wurde und sich aufrichtete. Das ging in Schweben über. Er hatte die Schwerkraft überwunden, konnte sich auf Augenhöhe mit den andern einregulieren und. wieder gleichberechtigt dabei sein.* Es war nicht nur ein schöner Traum, sondern er hatte auch real die Folge, dass die übertriebene Angst vor Stürzen vorbei war und der Träumer wieder viel freier und sicherer gehen konnte.

## Träumen als Prinzip der Evolution

Das Prinzip der Evolution ist nicht nur die Erhaltung der Art, sondern auch die Weiterentwicklung zu einer höheren Organisationsform. Der Homo sapiens sollte demnach vom instinktgetriebenen, egoistischen Vormenschen der Steinzeit zum vernunftbegabten modernen Menschen und darüber hinaus zu einer dritten Stufe des Menschseins gelangen. Die Träume arbeiten allnächtlich daran, unsere primären egoistischen Wünsche auf sekundäres Niveau zu transponieren, d. h. sozial tragbar und mit Vernunft und Gewissen vereinbar zu machen (Freud sprach von Primär- und Sekundärprozessen).

**Jenseits von 90** haben viele dieses Prinzip der Evolution mitvollzogen. Sie haben sich zu ausgeprägter Individualität entwickelt, fühlen sich frei und unabhängig und haben sich von Herdenzwängen entfernt. Sie sind ausgeglichen und zufrieden. Sie sind sich ihrer Erfahrungen sicher und bereit, sie an die jüngere Generation weiterzugeben.

# Kapitel 12

## Erfahrungen hochaltriger Psychoanalytiker

Die überraschende Erkenntnis, dass es nur ganz wenige Altenforscher gibt, die persönlich Erfahrungen über 90 machen konnten, war ein wesentlicher Anlass, das Thema näher zu betrachten. Von den Forschern, die ich kannte und die Einfluss auf die Psychoanalyse hatten, möchte ich Zusammenfassungen ihres Denkens und ihrer Person jenseits von 90 geben.

**Sigmund Freud (1856–1939) wurde 83 Jahre alt**. Er hat mit wachsender Lebenserfahrung seine Auffassungen über das Altern mehrmals verändert. In seinen letzten Lebensjahren war er schwersten Verfolgungen seiner Person und seines Werks durch die Nazis ausgesetzt. Er fand mit großer Kreativität die Antwort, eine Trilogie über den Religionsstifter Moses zu schreiben als Symbolfigur für das Überleben einer Religion (bzw. der Psychoanalyse) gegen alle Widerstände. Das Schreiben wirkte auf ihn wie ein tröstendes Märchen. Es ging einher mit einer Wendung zur Innerlichkeit und er vollendete eine zweite Eigenanalyse, die die Beziehung zu seinen Eltern, einige theoretische Ansichten und vor allem ihn selbst veränderte. Er konnte sein Verfolgungsschicksal gelassener ertragen, seinen Zorn dämpfen und wieder Freude an seinem Schaffen finden. Besonders beeindruckend ist die Altersleichtigkeit in Stil und Verhalten, die er in seinem letzten Lebensjahr im Exil in London gewonnen hatte (vgl. Grubrich-Simitis, 1994). Das beweist, dass auch noch im Hohen Alter das Nachdenken und Verarbeiten seiner belastenden Probleme nachhaltige Wandlungen des Befindens und Verhaltens bewirkt und ermutigt, dem Beispiel zu folgen.

**Margarete Mitscherlich (1917–2012) wurde 94 Jahre alt.** Sie hat mich auf dem Weg zum Analytiker begleitet und vielfach beeinflusst.

Mit 92 Jahren schrieb sie das Buch *Die Radikalität des Alters.* Es enthielt ihre Aufsätze und Reden aus den letzten fünfzehn Jahren. Sie hatte sie überarbeitet oder neu geschrieben. Sie ging also davon aus, dass ihr Wissen sich verändert hatte, und sie wollte wichtige Erfahrungen ihres Lebens an die nachfolgenden Generationen weitergeben. Das sind für *Jenseits von 90* charakteristische Einsichten und Bedürfnisse.

Sie war eine radikale Psychoanalytikerin. Sie hatte ihre Lehranalyse bei Michael Balint in London gemacht und gelangte in der deutschen Psychoanalyse schnell in führende Positionen. Sie war Mitbegründerin des Frankfurter Sigmund-Freud-Institut, Mitherausgeberin der Zeitschrift *Psyche* und machte zusammen mit ihrem Mann Alexander die Psychoanalyse in Deutschland bekannt, u. a. durch das Buch *Die Unfähigkeit zu trauern.* Nach seinem Tod engagierte sie sich für den Feminismus und wurde die Grande Dame der deutschen Psychoanalyse. Sie war eine prominente Zeitzeugin für die Geschichte der Nachkriegszeit in Deutschland.

Sie dachte immer analytisch und sah die »talking cure« als beste »Denkalternative« zu jeglicher Form von Verhärtung. Sie durchschaute, wie bestimmte Konflikte ihrer Herkunft ihr Leben und ihr Werk geprägt haben. *Sie stammte aus dem deutsch-dänischen Grenzgebiet mit einem dänischen Vater, einem Bruder im Widerstand gegen die Nazis und einer deutschnational gesinnten Mutter, und sie erlebte den Zusammenbruch deren Ideale. Bei ihrer Berufswahl spielte mit, dass sie ihre Mutter, die ihrem verstorbenen Verlobten nachtrauerte, »glücklich machen wollte«.* Der Abschied von Idealen und Vorbildern und die Überwindung durch Trauer waren ein großes Lebensthema.

Sie wollte durch radikale Aufklärung alle Menschen von Denkeinschränkungen, Vorurteilen und Abhängigkeiten befreien, war aber auch sich selbst gegenüber radikal ehrlich und sprach sehr offen über alles Menschliche. Sie empfand Altern und Tod als Zumutung, beschwerte sich über ihren Rollstuhl als »peinliche Karre«. Aber auch im alternden Körper wohne das Ich. Sie war zufrieden, dass sie ihre Wissbegierde behalten hatte, dass Menschen ihren Rat suchten und dass sie noch arbeiten konnte. *»Lebendig bleiben nur solche Menschen, die die Lust an neuen Erkenntnissen auch über sich selber höher bewerten als die Anerkennung von außen.«*

Eigentlich unvereinbare Gegensätze und Widersprüche konnte sie auf erstaunliche Weise integrieren. Sie sagte offen, dass sie nicht an einen Gott glaube und die Auferstehung des Fleisches nicht möglich sei, und erzählte ebenso unbefangen, dass sie gern die Gebete ihrer Kindheit bete und dass ihr das guttue. Sie setzte sich mit großer Leidenschaft für die Emanzipation der Frauen ein, hatte aber den Durchblick, dass es mehr innere als äußere Gründe sind, nämlich falsche Schuldgefühle und Angst vor Liebesverlust und Entwertung, dass sich Frauen bisher noch lieber unterordnen, als sich wirklich zu emanzipieren. Sie selbst war ganz weiblich, wenn sie über ihre Eifersucht und die Probleme mit ihrem 1982 verstorbenen Mann Alexander sprach und wenn sie von ihren Enkelkindern erzählte. Sie war gern heiter und sie empfahl, aus jeder Gelegenheit ein Fest zu machen und sich feierliche Momente zu verschaffen. Sie behandelte noch Patienten und freute sich, anderen noch etwas weitergeben zu können.

In ihren Meinungen erreichte sie einen hohen Grad von Unabhängigkeit und Überlegenheit, wie sie oft erst jenseits von 90 erreicht wird. Sie war ein Beispiel dafür, dass das Alter die große Chance bietet, seine Vorurteile zu erkennen und sie zu überwinden. Sie hielt sich an keine Tabus, widersprach ihrem Mann und den herrschenden Gesinnungszwängen, z. B. über das Verhalten der Mediziner in der Nazizeit und erklärte es u. a. mit dem irrationalen Zeitgeist.

Ihre Wissbegier war groß. Sie las mit Interesse mein Buch *Gutes Altern. Verborgene Chancen und Hindernisse* (Luft & Vogt, 2011) und empfahl es mit einem Vorwort, in dem sie schrieb: *»Die Kunst zu erlernen im Hier und Jetzt zu leben, hält den alten Menschen am Leben, lässt ihn teilnehmen und verhindert seinen frühzeitigen seelischen Tod und die Altersstarre.«*

**Otto Kernberg (geb. 10. September 1928) ist vier Jahre jünger als der Autor.** Ich lernte ihn kennen, als er ab 1982 an den Herbsttagungen der DPV in Wiesbaden teilnahm, Er hat meine klinische Arbeit und mein Denken über die Struktur des Menschen maßgeblich geformt. Er war als Jude aus Wien nach Chile und dann in die USA emigriert und war der führende Experte für Borderline-Störungen, Narzissmus und Psychosen geworden. Er schrieb viele Bücher, war auf vielen Kongressen aktiv, hat sehr geholfen, die deutsche Psychoanalyse wieder auf unternationales Niveau zu bringen. Seine Art war liebenswürdig und freundlich, und er war sehr belesen und umfassend interessiert.

Mit Mitte 90 berichtete er in einem Interview mit Manfred Lütz über viele interessante Aspekte seines Erlebens und Denkens. Es ist erstaunlich wie aktiv und vital er noch im hohen Alter geblieben ist. Er bewältigte 2020 noch einen 12-Stunden-Tag mit Behandlungen, Wissenschaft, online-Seminaren und weltweiten Reisen zu Kongressvorträgen. Er jammerte nie und war nie verbittert. Jetlag, Erschöpfung, Altersbehinderungen waren für ihn kein Thema. Er blieb unverändert interessiert an Kunst und Literatur und konnte sich z. B. für die Bilder in einem Museum auf ansteckende Weise begeistern.

Bewahrt hat er sich auch seine Liebenswürdigkeit und seine freundliche, tolerante Art sowie seinen Humor. Vielleicht ist auch, wie bei Freud, eine Altersleichtigkeit hinzugekommen, denn er ging z. B. gern auf das heitere Spiel ein, sich auf seine eigene Couch zu legen.

In der Freiheit seines Denkens und der Unabhängigkeit seines Urteils hat er einen sehr hohen Grad erreicht. Er steht über den üblichen beruflichen Tabus und Orthodoxien. Seine Erfahrung in Beruf und Leben ist so groß, dass er ein sicheres Urteil darüber hat, was an den Theorien der jüngeren Kollegen sinnvoll oder falsch ist. Er spricht mit ihnen darüber und äußert seine Kritik sachlich und offen. Er selbst geht immer von den Bedürfnissen der Patienten aus und empfiehlt auch andere Therapien und nicht nur die eigenen. Elitärer Hochmut ist ihm fremd. Seine Sprache ist nicht das Fachchinesisch aus dem Elfenbeinturm der Erzanalytiker, sondern man solle sich so ausdrücken, dass auch ein gebildeter Metzger das verstehen kann.

Sein Horizont ist so weit und seine Offenheit so groß, dass das Gespräch mit ihm schnell existentielle Tiefe erreicht. Fragen zur Rolle der Evolution, zur Mitwirkung eines Gottes, zu einem möglichen Weiterleben nach dem Tod, zum Bösen in der Welt und im Menschen werden von ihm offen erörtert. Für sich persönlich hat er religiös und politisch klare Positionen, aber seine Toleranz steht weit über religiösen, politischen und ideologischen Denkzwängen und Vorurteilen, z. B. berichtet er unbefangen, wie er als neunjähriger Hitler zujubelte, als dieser in Wien einmarschierte.

Seine Erkenntnisse zur Seele und Struktur des Menschen sind tradierenswert: *»Wir erleben zwar uns selbst als von allen anderen unterschieden, zugleich aber ... von vorneherein in Beziehung zu anderen wichtigen Personen ..., sodass wir von einer inneren Welt umringt sind, die zu unserer Seele gehört... Die innere Welt, basiert auf Gefühlen. Gefühle sind die grundlegenden Aspekte der Seele, auf die sich dann Beziehungen mit anderen Menschen aufbauen, realistische und fantastische, gute und böse.«*

**Erik H. Erikson wurde 91 Jahre alt** (1902–1994). Als Psychoanalytiker international bekannt wurde vor allem seine Einteilung der Lebensalter in Gegensatzpaare, die den prägnanten unbewussten Konflikt der jeweiligen Identitäten beschrieben. Für die Lebensstufen des Alters fand folgende Stadien:

Stadium 7 (30. bis 65. Lebensjahr): Generativität versus Stagnation und Selbstabsorption.

*»Ich bin, was ich bereit bin zu geben.« Er beschreibt hier die Phase des Erwachsenseins, die Familiengründung, Kinderzeugung und -erziehung sowie die Berufsausübung. Der lange Zeitraum von 35 Jahren schließt auch die Midlifecrisis und die ersten fünf Jahre des beginnenden Alters mit ein, also Berufsaufgabe, Familienauflösung und Weitergeben von Traditionen an die nächste Generation. Hat man die Fähigkeit zur Fürsorge erlangt, ohne sich selbst dabei aus den Augen zu verlieren, kann man eine Phase erfolgreich abschließen. Wer nur sich selbst für wichtig hält und nicht für andere sorgen kann, stagniert in Leere und Langweile oder in zwischenmenschlicher Verarmung.*

Stadium 8 (ab 65. Lebensjahr): Ich-Integrität versus Verzweiflung.

*»Ich bin, was ich mir angeeignet habe.«* Der letzte Lebensabschnitt ist mit tiefgreifenden Behinderungen und Verlusten verbunden. Wer zufrieden auf sein Leben zurückblicken und annehmen kann, wie man es geführt hat, hat Ich-Integrität und Weisheit erreicht und kann seinem Tod gelassen entgegensehen. Wer mit sich und seinem Schicksal hadert und mit seinem Leben nicht zufrieden sein kann, verzweifelt und wird depressiv (Stufenmodell der psychosozialen Entwicklung).

Leider hat Erikson sich schon ab Mitte seiner 1980er-Jahre emotional und geistig zunehmend zurückgezogen, aber seine Frau Joan Erikson setzte seine Arbeit fort. 1997 betrachtet sie rückschauend den Optimismus der Theorie ihres Mannes kritisch und sagt offen, was das Alter wirklich aus einem macht: *»Mit 90 wachten wir sozusagen auf fremdem Gebiet auf. Welchen Vorwarnungen wir auch immer vorher begegneten, wir taten sie ab als komisch und sogar lustig.«* Den Begriff Integrität versteht sie jetzt als Kontakt intakt, taktil, spürbar, berührbar als etwas Fassbares, Leibliches, schlicht als die Tendenz, angesichts des altersbedingten physischen, geistigen und sozialen Abbaus die Dinge zusammenzuhalten, zu integrieren. Integration versus Desintegration, Zusammenhalten gegen Auseinanderfallen könnte man die Identitäten jenseits von 90 jetzt definieren, meine ich.

Auch Transzendenz deute das Alter als etwas Höheres um, besser sei Transzen-Tanz: *»kein Rückzug, sondern Berührung miteinander und mit unserem Planeten. Durch Transzen-Tanz kann man verlorene Fähigkeiten wie Spiel, Aktivität, Freude, Singen wiedergewinnen und vor allem die Angst vor dem Tod hinter sich lassen.«* Es erfordere Vertrauen für den Sprung ins Unbekannte, Ehrlichkeit und Bescheidenheit.

*»Dies sind wundervolle Worte, Worte, die uns zum Mitmachen anregen. Transzen-Tanz . das ist es! Es ist eine Kunst. Es ist Bewegung, singt, macht Musik und ich umarme mich selbst wegen der Wahrheit, die es in meine Seele flüstert.«* (Peters, 2013)

**Hans Georg Gadamer (1900–2003) wurde 102 Jahre alt.** Er war ein deutscher Philosoph, der eine Methode des wechselseitigen mitmenschlichen Gesprächs, die Hermeneutik (weiter-)entwickelt hat. Sie stimmt weitgehend überein mit der psychoanalytischen Methode des Zuhörens mit gleichschwebender Aufmerksamkeit, freien Assoziationen und Achtsamkeit auf Übertragung und Gegenübertragung, d. h. auf das, was emotional in einem selbst in Bewegung gesetzt wird und was wechselseitig geschieht.

Gadamer blieb auch jenseits der 90 noch aktiv und publizierte unter vielen anderen: *Über die Verborgenheit der Gesundheit* (1993) sowie den Vortrag »Erziehung heißt Sich-Erziehen« (1999). Es geht darin um das Lernen durch Gespräch und dessen Entwicklungsstufen vom kindlichen Sprechen-Lernen bis zur technisch vermittelten Kommunikation durch die modernen Medien. Es wird angedeutet, dass Lernen auch im hohen Alter noch sinnvoll wäre. Im November 1999 hielt Gadamer, der seit seiner Jugend von Schmerzen geplagt war und sich philosophisch damit auseinandersetzte, einen originellen und kreativen Vortrag über den Schmerz (vgl. Kap. 1 in diesem Buch), basierend auf einem Vortrag von November 2000, ist tatsächlich die letzte selbständige Veröffentlichung von ihm.

## Die letzten Lebensjahre von Hans-Georg Gadamer[1]
### *Ansgar Kemmann*

Hans-Georg Gadamer, geboren am 11. Februar 1900, ist 102 Jahre alt geworden. Bekannt geworden ist er durch seine philosophische Hermeneutik, eine Philosophie des Verstehens im Anschluss an Platon und Heidegger. Von 1931 bis 1968 hat Hans-Georg Gadamer an den Universitäten Marburg, Leipzig, Frankfurt am Main und Heidelberg Philosophie gelehrt. Nach seiner Emeritierung führte ihn eine rege Vortragstätigkeit in die USA, nach Kanada, Südafrika, Frankreich und Italien.

Das letzte Jahrzehnt seines Lebens verbrachte Gadamer in Heidelberg, wo er an der Seite seiner Frau bis zuletzt in seinem Privathaus wohnen konnte. Bis in sein 101. Lebensjahr ist Hans-Georg Gadamer noch öffentlich aufgetreten und hat bis in sein höchstes Alter Aufsätze und Vorträge publiziert sowie eine schon früher begonnene Übersetzung des VI. Buches der aristotelischen Nikomachischen Ethik vorgelegt. Auch in seiner akademischen Laufbahn hatte er sein Hauptwerk »Wahrheit und Methode«, erschienen 1960, erst gegen Ende verfasst und veröffentlicht.

Die große Verehrung, die ihm in seinen späten Jahren zuteilgeworden ist, hat Gadamer stets nüchtern aufgenommen. So erklärte er zum Abschluss eines mit ihm geführten Podiumsgesprächs in der Reihe »Erlebte Geschichte – erzählt« des Kulturamts der Stadt Heidelberg 1998: »Es ist für mich natürlich eine gewisse große Freude, zu merken, dass viele Menschen von den Dingen, die ich noch gesagt habe oder wieder sage, wirklich angeregt und befriedigt werden. Denn

1 Ansgar Kemmann (2009): Können wir den alten weiten Sinn von Rhetorik neu beleben? Hans-Georg Gadamer im Gespräch. In: Josef Kopperschmidt (Hrsg.), *Heidegger über Rhetorik* (S. 417–456). München: Wilhelm Fink. Mit freundlicher Genehmigung.

selbstverständlich bin ich nicht blind dagegen, dass ich ein sehr alter Mann bin, dass ich nur noch eigentlich Anregungen und Produktivität in der Weiterspinnung von eben von mir schon selber begangenen Wegen kenne, und ebenso sehr mir dessen bewusst bin, dass ich im Sinne des Forschungsstandes von heute natürlich längst passé bin.«

Gleichwohl lohnt ein Blick darauf, womit sich Hans-Georg Gadamer in den Vorträgen und Aufsätzen seines letzten Lebensjahrzehnts beschäftigt hat. Wie bei einem akademischen Philosophen nicht überraschend, hat sich Gadamer weiterhin den Gedanken anderer Philosophen gewidmet, insbesondere den griechischen Denkern vor Sokrates, und dem Denken seines Lehrers Martin Heidegger, der sich in seinen späten Jahren ebenfalls intensiv mit den Vorsokratikern befasst hatte. Heidegger wie Gadamer ging es nicht zuletzt darum, Intuitionen und Einsichten vorwissenschaftlichen philosophischen Denkens freizulegen, um die Eigenart wissenschaftlichen Denkens, zumal des modernen naturwissenschaftlichen Denkens, genauer charakterisieren und kritisieren zu können – wobei sich ihre Kritik vor allem auf die oft unhinterfragten Geltungsansprüche der Wissenschaften bezieht.

Einen zweiten Komplex in Gadamers späten Aufsätzen und Vorträgen bilden phänomenologische Betrachtungen zur Sprachlichkeit des Menschen, insbesondere zu den Vollzugsformen des Verstehens, wie sie in Ritual und Gespräch, in Hören und Fragen gegeben sind. Die Frage nach dem Verstehen gilt dabei sowohl dem Verstehen des Anderen als Mitmenschen als auch dem Verstehen des Anderen in und außer mir, dem Verstehen von Welt, ja von Sein überhaupt. Gadamer war davon überzeugt, dass wir den Sinn von Sein, sofern es für uns als Menschen verständlich werden kann, nur aufgrund und in den Grenzen unserer Sprachlichkeit verstehen. Zum Verstehen tragen alle Dimensionen sprachlicher Erfahrung das ihrige bei, vom Klang der Stimme bis zur Bildung abstrakter Begriffe. »Man kann sogar durch Schweigen reden.« Es komme freilich darauf an, »wie man sich darin bewegt und immer wieder bereit ist, neue Möglichkeiten zu suchen, den Anderen zu Wort kommen zu lassen und zu begreifen, was er einem sagen will.«

Sprache ist für das Verstehen Möglichkeit und Begrenzung zugleich. Sie ermöglicht uns, überhaupt etwas zu verstehen und auf dem aufzubauen, was andere bereits gesagt, gedichtet oder gedacht haben. Sie zieht für uns gleich einem Horizont eine Grenze, die uns hält, die wir als lernende Wesen aber auch weiten und überschreiten können. Wie sehr unser Verstehen auf Vorannahmen, Vormeinungen, ja Vorurteilen beruht, erfahren wir paradigmatisch im Gespräch, etwa wenn uns aufgeht, dass auch der andere recht haben könnte, weil er etwas gesehen oder bedacht hat, dass wir bis dahin nicht oder nicht ausreichend bedacht haben.

Die Überlegungen zu Bildung und Erziehung, die Gadamer aus seinen Sprachreflexionen entwickelt, knüpfen an diese Einsichten an. »Wer hat denn wirklich gelernt, wenn er nicht an seinen eigenen Fehlern lernt?« fragt er in seinem Vortrag »Erziehen ist Sich-Erziehen« von 1999, in dem er als »Leitgedanke[n] jeder Art von Erziehung und Bildung« den »Prozess des Heimischwerdens in unserer Welt« beschreibt, der bis an das Lebensende unsere Aufgabe bleibt. Es seien »menschliche Kräfte, um die es geht, wenn man sich erziehen und sich bilden will und dass nur dann, wenn uns das gelingt, wir auch die Fortschritte der Technologie und des Maschinenwesens ohne Schaden überleben werden.«

Für das Selbstverständnis des Menschen ist nicht nur seine Sprachlichkeit, sondern ebenso seine Leiblichkeit von fundamentaler Bedeutung. Gerade als älterer Mensch erfahre man sein leibliches Dasein nicht nur als Möglichkeit, sondern vor allem als Begrenzung im unvermeidlichen Schwinden der einstmals selbstverständlichen Kräfte. »Jetzt freilich muss ich an Stöcken gehen und auf dem Standrad trainieren, um überhaupt noch auf meinen eigenen Beinen gehen zu können«, beschreibt Gadamer sein Leben als Hundertjähriger.

So befasste er sich in seinen letzten Lebensjahren in einem dritten Komplex von Aufsätzen und Vorträgen mit der »Verborgenheit der Gesundheit«, wie er 1993 seine Aufsatzsammlung zu Fragen von Krankheit und Gesundheit betitelt. Verstehen und Befinden bleiben unmerklich, solange wir uns reibungslos miteinander austauschen oder bewegen. »Gesundheit ist eben überhaupt nicht ein Sich-Fühlen, sondern ist Da-Sein, In-der-Welt-Sein, Mit-den-Menschen-Sein, von den eigenen Aufgaben des Lebens tätig oder freudig erfüllt sein.« Es handele sich, so Gadamer, bei der Gesundheit um eine »verborgene Harmonie«, um deren »Wiedergewinnung« es im Falle von Krankheit geht, »und in der schließlich das Wunder der Rekonvaleszenz und das Geheimnis der Gesundheit liegt. Sie bedeutet Geborgenheit.«

Im »leisen, doch konstanten Schmerz der Altersbeschwerden« findet sich der Mensch von solcher Geborgenheit freilich weit entfernt. Nimmt man den ersten Schmerzensschrei des gerade Geborenen hinzu, umgreife der Schmerz gleichsam unser Leben und »fordert uns beständig neu heraus,« so Gadamer in seinem letzten öffentlichen Vortrag am 11. November 2000. Es sei viel, was der Schmerz verlangt. »Unbedingt erforderlich ist es, den Mut nicht aufzugeben, ganz egal, wie groß der Schmerz sein mag. Wer das fertigbringt, der kann die Schmerzen – es gibt im Deutschen ein wunderbares Wort dafür – ›verwinden‹. [...] Die eigentliche Dimension des Lebens wird im Schmerz erahnbar, wenn man sich nicht überwinden lässt.« Der rechte Umgang mit Schmerzen könne daher nicht darin bestehen, »diese so schnell wie möglich vergessen zu machen, man sollte vielmehr versuchen, sich sozusagen durch die eigene Hingabe an das, was einen erfüllt, selbst dazu zu befähigen, ein erträgliches Leben zu führen.«

Ich selbst hatte das Glück, Hans-Georg Gadamer noch bis in sein letztes Lebensjahr immer wieder besuchen zu dürfen. Als ich ihn am 4. Dezember 2001 das letzte Mal sah, fragte ich ihn, ob er in seinen letzten Jahren religiöse Fragen häufiger bedenke und erhielt zur Antwort: »Es wird nicht mehr. Ich stelle immer wieder fest: *ignoramus* [lateinisch: wir wissen nicht] ist unsere Funktion, das gerade ist richtig, und insofern ist die Idee eines Wissens des Jenseits eigentlich keine menschliche. Man würde dann dem ersten Geburtsschrei ebenfalls eine ganze Thematik anhängen müssen. Ich würde beides vermeiden. Wir können das gar nicht anders sehen, als dass wir, so wie alle Menschen auch, von allem Vernichtenden genauso annehmen.«

# Kapitel 13

## Menschen jenseits von 90

### Auf fremdem Gebiet

*»Mit 90 wachten wir sozusagen auf fremdem Gebiet auf. Welchen Vorwarnungen wir auch immer vorher begegneten, wir taten sie ab als komisch und sogar lustig.«* Das sagte rückblickend die Ehefrau Joan des Psychoanalytikers Erik H. Erikson, die gemeinsam für die Stufen der Lebensalter Gegensatzpaare für die Identität gefunden hatten. Die Aussage macht klar, dass einem *Jenseits von 90* eine andere Erlebniswelt erwartet als bei allen früheren Lebensstufen. Es sagt, dass es zuerst ein Schock ist, man hilflos und ratlos ist, und versuchen muss, sich neu zu orientieren und auf fremdem Gebiet mit unbekannten Gefahren zurechtzukommen. In diesem Buch werden die Erfahrungen des Autors und anderer damit dargestellt – mit dem Vorbehalt, dass es subjektive Ergebnisse sind.

### Mit fremdem Körper

Die Beziehung zum Körper verkehrt sich ins Gegenteil. Er ist nicht mehr der gehorsame Diener, der unsere Wünsche sofort ausführt, sondern immer mehr Funktionen versagen, und es erscheinen befremdende und bestialische Symptome. Kafka fand das Bild eines Käfers. Unsere Lebensführung wird vom Körper bestimmt, er ist ein Tyrann und wir können und dürfen nur noch das, was er erlaubt. Das sind Tatsachen, die uns den Boden unter den Füßen wegziehen und uns als Krone der Schöpfung zu Fall bringen.

Ein Liebhaber von Oldtimer-Autos sagte: *»Ich weiß, dass mein Körper ein Auslauf-Modell ist und bin auf Reparaturen und gelegentlich Ersatzteile eingestellt. Aber dass er mal auf vier Reifen gleichzeitig platt* *ist, mal sich um die eigene Achse dreht, mal umkippt, auf einer flachen Steigung nicht mehr weiterkommt, die Windschutzscheibe plötzlich blind und der Tank viel zu schnell wieder leer ist, und das alles unberechenbar und unabwendbar, damit kann niemand zurechtkommen.«*

## Vorstufen des Menschseins

Der vertraute Körper ist angenehme Haut, wohlgeformte Gliedmaßen, ein menschliches Antlitz. Die befremdenden Symptome sind Reste vieler Vorstufen, die beim Altersabbau nach und nach wieder auftauchen. Vor Milliarden von Jahren waren wir Einzeller im Meer, dann Amphibien, Säugetiere, Raubtiere, Jäger und Sammler. Von den Vorstufen sind die bewährten Funktionsweisen in uns erhalten geblieben und auf vielen Etagen wirksam. Z.B. sind wir zu 80 Prozent im Meerwasser geblieben und alles in uns läuft in Kreisläufen von Flüssigkeiten ab; wenn wir die Haut nur anritzen, fließt Blut heraus. In der Regel bauen die zuletzt erworbenen Stufen auch zuerst wieder ab; aber der Fahrstuhl kann stürzen und wir sind dann bei Kälte starr und gelähmt, weil wir auf die Etage der Reptilien gestürzt sind, deren Beweglichkeit von Winterschlaf und Nachtstarre abhängt. Erst bei genügend Wärme *können Schlangen* sich bewegen und beißen, und alte Menschen auch. Die Parkinson'sche Krankheit entsteht auf ähnlicher Stufe.

## Einfluss der Gestirne – Schwerkraft und Schweben

Das Geschöpf Mensch lebt auf dem Planeten Erde und ist dem Einfluss der Erdumdrehung ausgesetzt. Das bedeutet, dass er Tag und Nacht, Wachen und Schlafen mit entsprechend angepasster Aktivität und Passivität aller Funktionen von seinem ersten bis zu seinem letzten Tag mitmachen muss. Im Gehirn ist dafür ein drittes Auge (Epiphyse) entstanden, das die Helligkeitswerte registriert und den Körper danach umstellt. Im hohen Alter hat man dann die Chance seinen optimalen Tag-Nacht-Rhythmus, mehr Lerche und Frühaufsteher oder mehr nachtaktive Eule und Spät-Einschläfer, selbst herauszufinden. Auch die

Mondphasen sind, z. B. als Erregung und Ruhelosigkeit in Vollmondnächten, im Alter wieder spürbar.

Da die Erde einen Sonnenumlauf hat und ihr mal näher, mal ferner steht, gibt es die Jahreszeiten mit kalten Wintern, die uns in Höhlen verkriechen lassen, und warmen Sommern, die uns ins Freie, ins Helle und Weite locken, uns wandern und tanzen und tätigsein lassen. Jenseits von 90 fühlt man sich in den warmen Jahreszeiten noch am ehesten vital und kann am Leben teilnehmen.

Die Erde hat wie jeder Himmelskörper aufgrund seiner Masse eine Schwerkraft, die alles auf seiner Oberfläche nach unten, Richtung Erdkern, zieht. Der Homo sapiens konnte mit seiner Erhebung zum aufrechtgehenden Zweifüßer die Schwerkraft soweit neutralisieren, dass er leicht gehen, springen, tanzen kann; Voraussetzung war die Entwicklung von hochkomplizierten Instinkt- und Reflexsystemen, die das Gleichgewicht automatisch regulieren.

*In der Altersstufe der Hinfälligkeit und Gebrechlichkeit sind diese Systeme wieder abgebaut und die Schwerkraft wird zum gefährlichsten Feind des Menschen jenseits von 90. Gegenstände fallen ihm aus der Hand, er muss kriechen und sie suchen, Der Kopf fällt auf den Tisch, die Gliedmaßen sacken nach unten weg, man muss sich festhalten, braucht Stock, Rolli, stürzt trotzdem, wenn man sich nicht rechtzeitig setzen oder legen konnte.*

Man erliegt der äußeren Schwerkraft, aber überwindet die innere. Alles wird leichter.

Der Schwerkraft wirkt eine Leichtkraft, ein Zug nach oben, entgegen. Der war schon bei den Einzellern im Meer und zog dann hinauf aufs Land, zur Lungenatmung im Luftmeer. Zuletzt lernten wir mit Hilfe von Heißluft, Helium oder Segeln zu schweben, mit Flugzeugen zu fliegen, in Raumkapseln Galaxien zu erforschen. Jenseits von 90 muss man täglich nach Erleichterung trachten. Man nimmt besser nur weniger und leichtere Gegenstände in die Hand und man trägt leichtere Kleidung. Man sollte üben, leichter zu gehen, sich aufzurichten, durch Atemübungen die Lungen zu füllen, und in Gedanken sich immer ein wenig getragen und gehoben vorzustellen. Doch ist der Mensch an Atemluft und Nahrung der Erde gebunden. Die Lösung ist, genügend Leichtkraft zu haben, um das Stürzen zu verhindern, aber nur so viel, um die Berührung mit dem Boden nicht zu verlieren und um nicht abzuheben. Die Vorstellung von Leichtigkeit und Leichtkraft, Gymnastik zur Sturzvermeidung, aus dem Kniestand aufrichten, den aufrechten Gang mit Blick zum Horizont, sowie Träume, dass man die Schwerkraft überwinden und sich auf *Augenhöhe mit den anderen schwebend einregulieren kann* (vgl. Kap. 11), führt ganzheitlich zum Gefühl, leichter und sicherer zu sein. Wenn man Vernunft und Bodenberührung beibehält und sich trotzdem auch festhält und seinen Stock oder Rolli benutzt, trägt das alles ganzheitlich dazu bei, dass ich mich im Stadium des aufrechten Menschen noch eine Weile halten darf.

Eine Weile, eine Gnadenfrist, das weiß jeder über 80. Man denkt nicht unablässig daran, sondern genießt lieber den Tag,

Aber man berät sich mit den anderen im letzten Wartesaal, was wohl angenehme und wünschenswerte Todesarten wären, und kommentiert, wie es dem, den wir gestern begraben haben, wohl ergangen ist, *ach ja. er war im Hospiz, das war gut*. Angst ist nicht mehr dabei, nur Hoffnung auf einen gnädigen Tod. Bei einem neuen Symptom kann schonmal etwas Beunruhigung anspringen, man tut dann trotzdem gelassen das Nötige, das Ende muss ja mal kommen. Die Gedanken sind frei, die Phantasien und die Träume unterliegen nicht der Schwerkraft der Erde:

*Ich umarme meine Mutter. Zu meiner Überraschung werde ich plötzlich in den Weltraum geschossen, bleibe aber durch die Nabelschnur mit meiner Mutter verbunden. Bin dann auf Sternen, sehe weit unten das tiefblaue Mittelmeer und die leuchtende Schnur, an der ich mich sicher fühle (Traum 57/2024).*

*Unsere Burg Moguntia wird plötzlich zum heiligen weißen Raum. Ich frage, ob man sich für den Zugang in das Heilige mit Verbeugungen oder Worten oder einem QR-Code anmelden muss. Meine Freunde sagen, das geschieht schweigend, als Schlaraffe bist du mittendrin (Traum 26/2023).*

*Ich wate durch eine Furt über den Jordan. Mein Freund D. (der real im Sterben liegt) versinkt, ich kann ihn nicht retten. Das Hotel jenseits des Jordan ist hochmodern, halb unter der Erde, kreisrund (Kathedrale in Brasilia, Lebenskreis), mit weichen Teppichen und farbig ausgeschlagenen Wänden. Es gibt Vorträge, Musik, Singen. Es ist das Jenseits und ich fühle mich dort wohl (Traum 61/2023).*

*Am Rheinufer in Mainz hängt vor einer Wand ein weißes Tuch. Im Gedränge kann ich oben ein Stück davon greifen. Später erfahre ich, dass ich dadurch unsterblich bin. Freue mich und gönne es möglichst vielen, dass sie auch ein Stück davon bekommen haben (Traum 8a/2024).*

*Starkes Erlebnis: alles steht. Es gibt keine Zeit, es war nichts und es kommt nichts. Es gibt keinen Raum, es ist Erde und All gleichzeitig. Ich bin kein Körper, habe keine Gefühle, ich bin. Ich muss nichts und brauche nicht. Es ist alles vorbei. Ich bin Teil der Ewigkeit, es ist ganz stark, es wird immer so sein, (Wiederholungstraum).* Beim ersten Mal zog sich das Erwachen danach *über Stunden hin. Ich verharr*te; die zum Aufwachen nötige Stufe von Vigilanz wollte sich nicht einstellen.

## Überlegenes Wissen hat tragische Folgen

Der kultivierte Mensch entwickelt sich über viele Lernstufen. Zuerst muss er Sauberkeit, Laufen, Sprechen, dann in der Schule Lesen, Schreiben und Wissen erwerben und dann im Leben aus seinen Erfahrungen lernen. Er ist dabei Person, einzelner Mensch, Individuum und Teil seiner Familie. Es ist Arbeit und es braucht Begabung und Motivation, um auf dieser Stufenleiter höher zu kommen. Viele bleiben auf unteren Stufen, bleiben Hilfsschüler, Volksschüler, sind nur zu einfachen Berufen fähig. wichtiger als der Intelligenz-Quotient scheint mir der mitmenschliche, sittliche und moralische Reifegrad zu sein, der bestimmt, ob man ordinär und roh bleibt oder sich als gesitteter anständige Mitmensch beträgt. Jemand hat »Herzensbildung«, auch wenn er keinen Bildungsgrad erreichen konnte. Dazu sind Reifungsschritte von Grausamkeit zu Mitleid, von Tötungsdrang zu Fürsorge nötig, animalische Instinkte werden durch ihr menschliches Gegenteil ersetzt. Eine folgenreiche Stufe ist, ob man symbolisch denken kann oder nur konkretistisch und damit die Bedeutung, den übertragenen Sinn, die Doppeldeutigkeit von Vielem, nicht verstehen kann.

Jenseits von 90 werden besondere Einsichten möglich. *»Lebendig bleiben nur solche Menschen, die die Lust an neuen Erkenntnissen auch über sich selber höher bewerten als die Anerkennung von außen.«* (M. Mitscherlich, 2010) Meine Beziehungen zu anderen wurden wesentlich befriedigender, als ich aufhörte zu fordern, sondern stattdessen mir überlege, was ich selbst jemanden geben oder ich ihm/ihr eine Freude machen kann. Eine wesentliche Entspannung im Umgang mit Jüngeren bringt es, nichts mehr bestimmen, nicht mehr recht haben und nicht mehr reinreden zu wollen. Das ergab sich aus dem Reifungsschritt der Einsicht, dass meine Rolle als Autorität und Tyrann vorbei ist, und ich jetzt nur noch ein abhängiger alter Mensch bin. Ich kann das jetzt gut annehmen, bin still und höre zu. Am besten ist der Verzicht auf Zorn. Ich war als Erwachsener oft zornig und musste es auch sein. Die Betroffenen erklären das immer als Jähzorn, suchen aber nie ein Gespräch zur Klärung der meist sehr begründeten Ursachen. Als alter Mann bemerkte ich, dass jedes Ungehaltensein nie als Hilferuf verstanden wird, sondern immer reflexhaft als Aufforderung zu Kampf oder Flucht. Man erschlägt sich also gegenseitig mit Keulenargumenten oder ergreift die Flucht, indem man aufsteht und weggeht. Verzicht auf Zorn, auch wenn man noch so recht hat (oder zu haben glaubt), fördert die liebevolle Verbundenheit. Spricht man in normalem, freundlichem Ton dann weiter, kommt es zu guten Gesprächen.

*Ich sehe die Welt von oben. Mein Blick ist ein Kreis, wie eine große Lupe. Alles darin ist beleuchtet und transparent. Der Blick wandert über Viehweide, Kapellenberg, mein Haus zum Waldfriedhof mit Gräbern von Freunden und Feinden. Ich sehe die Gegenstände von allen Seiten gleichzeitig, sehe durch die Büsche hindurch und bei den Personen sehe ich ihre Geschichten und ihre Gedanken mit. Alles im Kreis wird harmonisch. Das begleitende Gefühl ist: Es ist doch alles gut, wie schade, dass ich das damals nicht gesehen habe. Ich möchte das gern wiedergutmachen (Traum März 2024).*

Der Traum gibt eine Sichtweise wieder, die mir in den letzten Jahren vertraut geworden ist. Man sieht mehr und möchte das den Nachkommen und Jüngeren mitteilen, aber erstaunlicherweise wollen diese es gar nicht wissen. Von früher Kindheit an möchte zwar jeder so hoch wie möglich kommen, aber manchen fehlt die Begabung, die Trauben hängen ihnen zu hoch, andere wollen lieber wild und ungebildet bleiben (vgl. Freud, 1930a). Viele beneiden die, die höher kommen, wobei der Schlüssel für die persönlichen Motive oft der Geschwisterneid und -hass und tiefer die Hackreihe und die Rivalenkämpfe sind. Niemand will unten, will der Kleine sein, und wenn, fühlt man sich beleidigt. Der Drang, auf der Rangleiter aufzusteigen, gehört zu den stärksten und am meisten von Vorstufen aufgeladenen Affekten, und die Spannungen zwischen der auch selbstgewählten Dummheit und den Erfolgreichen werden zum Anlass von politischen und ideologischen Hass-Systemen, für die viele Menschen in den Tod geschickt werden.

## Die Person reift, solange wir leben

Die Reifung verläuft nicht gleichmäßig, sondern macht auch Sprünge, die zu einer qualitativ höheren Denkweise führen. Der Psychoanalytiker Wilfred Bion (1897–1979) entdeckte, dass er seine Berichte über Kranke, wenn er sie Jahre später wieder las, viel besser verstand als zu der Zeit, als er sie schrieb. Die logische Folge ist, dass alle, die die neue Stufe noch nicht erreicht haben, das Neue nicht verstehen können. Für Kinder, die noch nicht lesen gelernt haben, ist die Welt des Geschriebenen unzugänglich, es kann nichts Geschriebenes verstehen. Ältere erreichen so ein überlegenes Niveau des Denkens und Verstehens, das von Jüngeren und Tieferstehenden nicht verstanden werden kann.

*»Welchen Vorwarnungen wir auch immer vorher begegneten, wir taten sie ab als komisch und sogar lustig«, sagte Joan Erikson.*

Zu allen Zeiten lösten Jüngere das Problem so, dass sie Ältere allesamt für verwirrt erklären und nicht mehr mit ihnen sprechen. Das führt leider in die Tragik der Überlegenheit: Hochaltrige verfügen über ein auch für Jüngere wertvolles Wissen, die Jungen verbieten sich aber, das aufzunehmen. Das ist eine Selbstschädigung, und es kommt zu tragischen Missverständnissen und Zerwürfnissen, auch politisch. Die Chance, dass Jung und Alt sich auf reifster Stufe verständigen können, was viele Probleme lösen würde, ist damit blockiert – vorerst.

Jenseits von 90 können die meisten ihre Überlegenheit als Geheimwissen stillschweigend schätzen und nutzen und behalten es für sich. *Das Beste, was du wissen kannst, darfst du den Buben doch nicht sagen (Goethe, Faust). »Vater, vergib ihnen, denn sie wissen nicht, was sie tun«, ist eines der letzten Worte, die Christus am Kreuz sprach.*

## Die Evolution der Gattung Mensch

Jenseits von 90 ist die höchste bisher erreichte Stufe der Evolution. Nie vorher wurden Menschen so alt.

Mit der Menschwerdung ist durch eine Fülle von Mutationen ein Wesen entstanden, das sich von allen Tieren unterscheidet. Es wurde mit Sinnesorganen und Bewusstsein ausgestattet, um sich in der Welt zurechtzufinden und sie zu bewältigen. Orientierung, Erkennen der Realität, Vernunft und Besonnenheit sind Wesenszüge des modernen Kulturmenschen. Wie einen Zwilling hat die Evolution uns aber eine starke Phantasie mitgegeben, die uns ständig begleitet und bereit ist uns aufzufangen. In jeder Nacht sind wir ganz Phantasie und bei Tag schafft sie sich durch Fehlleistungen und Tagträumereien Bahn. Ziel ist immer, uns unsere Wünsche zu erfüllen, besonders wenn sie nicht zur Realität passen. Unter bestimmten Voraussetzungen kann auch bei Tag alles zum Wahn werden.

Jenseits von 90 bleibt in geschütztem Zuhause die Realität draußen und wir können ungestört unseren Träumereien nachhängen. Andererseits wird es mit zunehmendem Alter schwieriger, die moderne Realität zu bewältigen und zu ertragen. Wenn die Welt ganz unerträglich wird, ziehen sich viele lieber in die Märchenwelt der Demenz zurück.

Den Schutz und Trost der Phantasie muss die Evolution uns geben, weil die jetzige Realität noch nicht dem Ziel des eigentlichen Menschen entspricht. *Der Fehler besteht darin, dass quasi die Ursuppe zwei Milliarden Jahre lang mariniert wurde und davon noch etwas zu viel Salz beibehalten hat.* In unserem Verhalten gibt es noch zu viel scharfe Aggression und Destruktion, die alles zerstören will. Wir sind unter der Kulturtünche nicht über das Faustrecht der Steinzeit hinausgekommen. Wir haben das Feuer der Prärie beherrschen gelernt, nicht aber die Glut der Leidenschaften in uns. Wir haben die Raubtiere gezähmt, aber nicht das Raubtier in uns. Es gibt immer noch Religionen, die Ungläubige verfolgen und grausam töten. Es gibt demokratische Parteien, die zum Klassenkampf aufrufen dürfen. Fast für alle Ideologien ist die Welt erst dann lebenswert, wenn alle Andersdenkenden ausgerottet sind oder ein System abgeschafft ist.

Das Gute für Jenseits von 90 ist, dass aufgrund der längeren Lebenszeit das Erfahrungsniveau vorher nicht vorstellbare Höhen erreicht und sich entsprechende neue Eigenschaften entwickeln. Das könnten schon erste Schritte sein, aus dem primärprozesshaften Vormenschen und dem sekundärprozesshaften modernen Menschen ein tertiärprozesshafter, von der Evolution gemeinter eigentlicher Mensch zu werden.

Wie der Mensch nach den Plänen der Evolution eigentlich sein sollte, ergab sich mir als Mosaik aus Träumen und Erleuchtungen: *Der Sinn des Lebens auf körperlicher Ebene ist, Kinder zu zeugen und aufzuziehen. Damit ist die Erhaltung der Art als Hauptziel der Evolution erfüllt und der individuelle Körper kann sterben. Auf der Reifungs-Ebene strebt die Evolution an, dass wir die Menschlichkeit der modernen Kulturstufe weiter entwickeln und überhöhen, um konkret zum eigentlichen Menschen beizutragen.* Wir tun das, indem wir uns von den Herdenzwängen befreien und uns an unserer Individualität orientieren:

- unsere wahre, ehrliche eigentliche Identität finden;
- eine Person aus uns machen, die man anerkennen und gern haben kann;
- uns weniger wie ein instinktgetriebenen Steinzeitmensch mit Faustrecht benehmen, sondern wie ein besonnener, vernünftiger, Ausgleich suchender, friedfertiger Mensch;
- die Summe unserer Erfahrungen weitergeben, sodass auch andere die Anregungen verwenden können.

Es stellt sich dann die Erkenntnis ein, den Sinn des Lebens verstanden und ein sinnvolles Leben gelebt zu haben.

## Vorbehalte und Kritik zu diesem Buch

Die Lebensstufe *Jenseits von 90* wird von immer mehr Menschen erreicht. Sie haben ganz unterschiedliche Gene, Schicksale und Lebensbedingungen. Es ergibt sich daraus die selbstkritische Frage, wie weit das hier entworfene, überwiegend optimistische Bild wirklich den besonderen Kräften dieser Altersstufe zuzuschreiben ist oder auf subjektiven Zufällen beruht. Gelten die Thesen als Anregungen nur für wenige oder für alle?

Der Autor war intellektuell frühreif, emotional eher ein Spätentwickler, wurde gern als Kind bezeichnet, hatte gern jugendlichen Unsinn im Kopf. Das ist sicher eine gute Voraussetzung für meine heutige Neigung, manches wie ein staunendes Kind zu erleben.

Die im Buch empfohlene Haltung, alles aus Distanz wie ein Schauspiel zu sehen und wie im Auge des Sturms gelassen zu bleiben, ist das, was ich in meinem Beruf als Psychoanalytiker jahrzehntelang getan habe. Auch der Umgang mit Träumen, Stimmungen, Affekten ist mir von daher vertraut. Ich vertrete eine ganzheitliche Psychoanalyse, die den Körper und die Vorstufen miteinbezieht, wie auch der Begründer Sigmund Freud es getan hatte. Das ist eine gute Voraussetzung, aber jeder kann die Haltung der Gelassenheit auch lernen und einüben.

Dass morgens beim Erwachen schnell eine zufriedene oder heitere Stimmung von innen heraus kommt, wird nur bei wenigen der Fall sein. Die Grundlage ist sicher, dass ich eine glückliche Kindheit hatte. Es hilft mir auch sehr, dass ich – mit 92 Jahren – als Ritter Spätlese den Weg zur Schlaraffia, Reych 45 Moguntia (ein Kulturverein hohen Niveaus) gefunden habe, was meine Kreativität sehr anregt und meine Stimmung stabilisiert und viel Befriedigung bringt; z. B. hat die humorvolle Formulierung *»das Üben der Synapse bewahrt uns vor der Klapse«* mehr Wirkung, als wenn ich es in Büchern wissenschaftlich erkläre. Und manches Schlimme kann durch Sketche oder Musik entschärft und erträglicher gemacht werden.

Die Ziele, für die schon gute Voraussetzungen da sind, lassen sich natürlich leichter verwirklichen. Nach Meinung und Gefühl des Autors sind die Thesen und Absichten dieses Buches für alle hilfreich. Wer noch nicht in die große Gleichgültigkeit abgesunken ist oder sich ganz aufgegeben hat, sondern noch etwas Liebe zum Leben, Interesse, Neugier, Hoffnung hat, wird sich vom Geist dieses Buches bestätigt und ermutigt fühlen.

# Kapitel 14

## In einer anderen Welt

Die fremde Welt wird für die meisten zu einer vertrauten, in der man sich behaglich einrichten kann. Die Lieder *»Das ist meine kleine Welt« und »Ich bin so gern, so gern daheim in meiner stillen Klause« (ein Lieblingslied meines Vaters*) fallen mir ein. Zufriedene Behaglichkeit ist ein wohltuendes Grundgefühl. Ich bin dankbar für Zentralheizung und warmes Wasser und denke an die langen, bitterkalten Winter in meiner Jugend, als das Feuer im Kochherd die einzige Wärmequelle war. Ich bin vor Regen und Wind geschützt und doch durch Fenster mit der Natur verbunden. Der sicherste und immer bereitstehende Ort ist das Bett, in das es mich regelmäßig zieht und in dem ich mich wie im Mutterleib fühle.

Ich genieße es, dass meine Zeit mir gehört. Zum ersten Mal in meinem Leben ist mein Tag nicht mehr fremdbestimmt. Ich kann ganz nach meinem inneren Rhythmus leben, aufstehen, wann und wenn ich will, und kann auch mal einen Tag verdösen oder verschlafen. An den wenigen Veranstaltungen, an denen ich noch Interesse habe, nehme ich per Zoom teil und gehe nur dann hin, wenn mir wirklich danach zumute ist.

Auf die nach Uhr und Wecker gemessene Minutenzeit lasse ich mich nicht mehr ein. Ich richte mich nach dem Sonnenstand und dem gefühlten Rhythmus meines Körpers. Der Über-Ich-Druck durch Gott Chronos, der mich jagt und mir die versäumten Gelegenheiten vorhält, fällt damit weg. Zeit ist jetzt ein ruhiger Fluss, dem ich gelassen zusehe. Der Fluss kann aber auch plötzlich zum Strudel, zum Malstrom und Schwarzen Loch werden, das die Zeit verschluckt. Eine Stunde ist verschwunden, es ist schon 11 statt 10 Uhr, das Taxi wartet schon. Die Ewigkeit klopft an und stellt klar, dass meine Zeit – *una ex his* – plötzlich vorbei sein wird.

Eine tiefe Freude ist, dass ich mir aussuchen kann, mit wem ich Umgang habe. Arzt ist ein dienender Beruf und man muss behandeln ohne Ansehen der Person. Ich war zwar nie überheblich und habe auch bei einfachsten Menschen darauf geachtet und immer etwas gefunden, worin sie mir überlegen waren. Aber als Psychiater Menschen behandeln zu müssen, die aus ihrem Arzt wahnhaft ein Feindbild machen oder ihn gefährlich bedrohen, war manchmal schwer auszuhalten. Lieber hätte ich in einer ruhigen analytischen Praxis mit ausgewählten, motivierten und gesprächsfähigen Patienten gearbeitet. Klinik lag mir aber doch mehr, denn ich konnte mich in Schwergestörte gut einfühlen und den meisten gut helfen.

Real wird man im hohen Alter immer einsamer, weil Kinder und Enkel ihr eigenes Leben führen, oft weit entfernt, und Kollegen und Freunde sterben oder nicht mehr kontaktfähig sind. Es ist deshalb gut, schon rechtzeitig für Wahlverwandte offen zu sein, mit denen einem etwas Gemeinsames verbindet, oft werden Freundschaften daraus. Das offene Gespräch unter Freunden, von Person zu Person, von Angesicht zu Angesicht, zu Hause, in stiller Umgebung, ist das Wertvollste, was wir haben. Auch kleine Gruppen, Zirkel, Kränzchen sind gut, in denen Ältere sich austauschen können. Eine Selbsterfahrungsgruppe mit älteren Psychoanalytikern begleitet mich seit Jahren bei dem Prozess der Selbsterkenntnis und inneren Befreiung.

Nur mit angenehmen Menschen Kontakt haben ist ein Tipp, den Hundertjährige gern geben. Es ist ein guter Rat, aber eine äußere Maßnahme. Wenn man noch viele Kontakte hat, trifft man immer wieder auf die natürliche Ambivalenz, d. h. dass plötzlich Spannungen aufkommen und die Harmonie gestört wird. Es befriedigt aber sehr, wenn die Überlegenheit des Alters hilft, um das wieder auszugleichen. Ein Beispiel: Ein lieber Freund bekennt sich zu meinem Entsetzen zu einer ideologischen Position, die ich verabscheue. Ich möchte heftig mit ihm streiten und die Freundschaft aufkündigen, zwinge mich jedoch zur Ruhe, wechsle das Thema, versuche ihn zu verstehen. Es bleibt bei mir aber Ärger, Groll und Zweifel an der Freundschaft.

Nach einigen Tagen kommt folgender Traum: *Ein Freund macht mich vor anderen lächerlich, lacht laut über mich. Ich bin tödlich beleidigt, stelle mich vor ihn hin und fordere ihn zum Duell auf Pistolen. Es wird daraus ein Volksauflauf, viele Vereine ziehen mit Fahnen auf. Ich bin absolut sicher, dass ich ihn töten muss und werde und er keine Chance hat. Er zittert vor Angst und sagt, er würde gern in der Menge verschwinden. Eine Güteregelung wird von einem hohen Richter abgelehnt. Ich komme mir vor wie ein Henker bei einer Hinrichtung. Überlege dann, es genüge doch auch, wenn ich ihm einen Arm oder ein Bein wegschieße und ich ihn am Leben lasse. Er ist doch auch mein Freund und ich überlege, ob ich eine Entschuldigung evtl. akzeptieren könnte. Das verbreitet sich sofort, er kommt auf mich zu und umarmt mich und alle brechen in Jubel aus. Ich erwache mit lautem Lachen. (Traum 49/2024)*

Ich bestehe in diesem Traum auf meinem Recht, kann dann aber großmütig verzeihen und finde meine Mitmenschlichkeit wieder. Die Aggression und das Rachebedürfnis werden durch den Traum auf symbolischer Ebene emotional voll befriedigt, und nach diesem Traum ist die Freundschaft wieder da und hat eine neue Qualität gewonnen. Wir können jetzt ruhig, aber vorsichtig über unterschiedliche Auffassungen miteinander sprechen und erweitern dabei gegenseitig unser Wissen und Verständnis.

Wir brauchen zwar auch Feinde, um uns abzugrenzen und unsere Meinungen und Überzeugungen klarzustellen. Wir sollten die Feindschaft aber nicht konkret austragen, sondern symbolisch in Phantasien und Träumen, und real beim sachlichen Gespräch bleiben. Erst wenn die meisten Menschen nach diesem Muster miteinander umgehen können, sind Kriege nicht mehr möglich.

Schränken sich die realen Kontaktmöglichkeiten weiter ein, so wird man umso mehr in seinen Träumen und Phantasien von einem inneren Beziehungsnetz getragen. Öffnet man die Tür zu ganzheitlichem Erleben, nimmt man auf einmal wahr, dass die wichtigen Personen des ganzen Lebens im Traum erscheinen und mit uns Kontakt aufnehmen, Als Ergebnis kommen dann von innen heraus Lösungen, die direkt in Handlungen übergehen und den Tag gestalten helfen. Es erscheinen auch Archetypen, wie der junge Mann, der mich umbringen will, und spirituelle Wesen wie Himmelsboten, Engel und die Todesgöttin.

Denken Ältere zurück, welche jähzornigen, sich und anderen Ärger verursachenden, angstvollen und leidenden Menschen sie früher oft waren, sind sie Jenseits von 90 sehr zufrieden damit, wie ausgeglichen sie sich jetzt fühlen. *»Friedlich und heiter ist dann das Alter.« (Hölderlin)*

Meine Generation, Kinder und Enkel waren alle vom Zweiten Weltkrieg betroffen. Wer das erlebt hat, wird davon tief geprägt. Beim Lebensrückblick drängt sich das auf und war bei allen, auch allen Patienten, über Jahrzehnte bewusst oder unbewusst ein Hauptthema. »Nie wieder Krieg« war das Motiv, das mich zur Psychoanalyse brachte, die dafür auch viel getan hat. Enttäuschend ist für mich, dass – wie bei allen Großgruppen – auch in diesem Beruf blinde Ideologien und Gesinnungszwänge entstanden, wie ich sie in Krieg und Nazizeit erlebt hatte; mit den meisten Kollegen und Kolleginnen ist jedoch befriedigende Arbeit im Sinne von Arbeitsgruppen (Wilfred Bion) die Regel. Bion steht mir von allen Psychoanalytikern sehr nah, weil er in seiner Jugend ein Kriegsheld war und seine Sprache und Theorien weitgehend auf Krieg bezogen sind. Wie bei ihm kommen mir täglich immer wieder Erinnerungen an Kriegsszenen in den Sinn; die Träume zeigen aber, dass sich die innere Einstellung zu Krieg bei mir sehr verändert hat.

Man wird unabhängig vom Urteil anderer. Ich weiß, wer ich bin. Ich bin ich selbst und niemand sonst und muss mich mit niemandem mehr identifizieren. Man durchschaut die üblichen Vorurteile und macht sie nicht mehr mit. Man hat ein überlegenes Geheimwissen, sieht, welche vormenschlichen Muster die Menschen und die Nationen blind wiederholen. Das Vorurteil, alle Alten könnten nicht mehr klar denken und seien pauschal geisteskrank, nimmt man gelassen hin, weil man im Alter den Durchblick hat, wer in Wirklichkeit den gesunden Menschenverstand verloren hat. Das macht reife Menschen nicht überheblich, aber sicherer im Umgang mit anderen.

Jenseits von 90 ist man in einer anderen Welt. Es gibt eine breite Skala von Möglichkeiten, wie man das erleben und damit zurechtkommen kann. Nicht wenige sehen nur das Versagen der Organe, die Verluste und das unabwendbare Ende. Sie klagen, jammern und verbittern. Das andere Extrem sind die, die fühlen, dass sie in einem Übergangsstadium zu einem von der Evolution vorgegebenen eigentlichen Menschen sind. Sie nutzen die Chancen, die sich dadurch bieten. Sie konzentrieren sich auf das Wesentliche. Sie finden verkürzte, vereinfachte, oft qualitativ bessere Lösungen im Denken und Handeln. Sie sehen die Realität in neuem Licht, haben weite Übersicht und tiefen Durchblick. Sie erwägen z. B., ob der viel beklagte Trend zu Abkürzungen zu neuen

Formen sprachlicher Verständigung führen könnte. Vor allem unterliegen sie nicht mehr blind ihren Trieben und Affekten, sondern streben ein ausgleichendes überlegenes Verhalten an.

Erst in den letzten Jahren habe ich gelernt, Zeit so einzuteilen, dass das Spektrum meiner Interessen gelebt werden kann. Schach, Golf, Musik, Wissenschaft, Lesen, Publizieren, Schlaraffia, jedes hat seine begrenzte Zeit, in der ich mich dem intensiv zuwende. Eine Nacht und ein Tag sind lang und jeder kann darin für jeden Aspekt seines Lebens eine Zeit und eine Stunde finden.

## Jenseits von 90 sind das oft Gegensätze

Zeit zu schlafen und Zeit zu wachen.
Zeit, sich von den Träumen auf den Tag einstimmen zu lassen,
und Zeit, die Morgengaben zu verwirklichen.
Zeit unter dem Körper zu leiden
und Zeit erleichtert zu sein, wenn es besser geht,
Zeit zu gehen und sich zu bewegen
und Zeit zu liegen und zum Wiederaufladen.
Zeit mit den Lebenden zu sprechen
und Zeit, um die Toten zu trauern.
Zeit zu lieben und Zeit zu hassen
Zeit für Freunde
und Zeit, um sich von Feinden (symbolisch) abzugrenzen.
Zeit, mit Freunden die gemeinsamen Ideale zu teilen,
und Zeit, sich vom Herdendenken zu lösen
und seinem individuellen Gewissen zu folgen.
Zeit, sich über Politik zu empören, und Zeit zu überlegen,
was man in sich ändern kann, damit es besser wird.
Zeit sich groß und Zeit sich klein zu fühlen,
Zeit ernst und tief zu denken
und Zeit, alles leicht zu nehmen und heiter zu sein.
Zeit, dabei zu sein, und Zeit, nicht mehr von dieser Welt zu sein.

*(H. L., Hofheim a. Ts., 13. April 2025)*

# Literatur


Baltes, P., in: Schuller, K. (2003, 24. August): Vom Nutzen der Greise. *Frankfurter Allgemeine Sonntagszeitung*, Nr. 34.

Benn, G. (1954): *Altern als Problem für Künstler. EIn Vortrag*. Berlin: Alexander: Berlin.

Bion, W. R. (1967): *Frühe Vorträge und Schriften mit einem kritischen Kommentar: »Second Thoughts«*. Frankfurt a. M.: Brandes & Apsel (Original erschienen 1967)

Bollnow, O. (1943): *Das Wesen der Stimmungen*. Frankfurt a. M.: Vittorio Klostermann.

Bucher, T. (2005): Sexualität nach der Lebensmitte: Wünsche, Wirklichkeit und Wege. *Psychotherapie im Alter*, Heft 3.

Busch, W. (1904): Der Einsame. In Ders., *Zu guter Letzt*.

Diamond, J. (1992): *Der dritte Schimpanse*. Frankfurt a. M.: Fischer

Epikur (1973): *Philosophie der Freude* (S. 40–42). Stuttgart: Reclam: Stuttgart.

Erikson, E. H. (1966): *Identität und Lebenszyklus*. Frankfurt a. M.: Suhrkamp.

Freud, S. (1900a): Die Traumdeutung. In Ders., *Die Traumdeutung. Studienausgabe, Bd. II*. Frankfurt a. M.: S. Fischer:

Freud, S. (1901b). *Zur Psychopathologie des Alltagslebens. Über Vergessen, Versprechen, Vergreifen, Aberglaube und Irrtum. GW*, IV. Frankfurt a. M.: S. Fischer.

Freud, S. (1908e). Der Dichter und das Phantasieren. In Ders., *Bildende Kunst und Literatur. Studienausgabe*, *Bd. X*. Frankfurt a. M.: S. Fischer.

Freud, S. (1909c): *Der Familienroman der Neurotiker*. In Ders., *Psychologische Schriften. Studienausgabe*, *Bd. IV*. Frankfurt a. M.: S. Fischer.

Freud, S. (1911b). Formulierungen über die zwei Prinzipien des psychischen Geschehens. In Ders., *Psychologie des Unbewußten. Studienausgabe, Bd. III*. Frankfurt a. M.: S. Fischer.

Freud, S. (1915b): *Zeitgemäßes über Krieg und Tod*. In Ders., *Fragen der Gesellschaft/Ursprünge der Religion. Studienausgabe, Bd. IX* (S. 33–60). Frankfurt a. M.: S. Fischer.

Freud, S. (1916a): Vergänglichkeit. In Ders., *Bildende Kunst und Literatur. Studienausgabe, Bd. X* (S. 223–227). Frankfurt a. M.: S. Fischer.

Freud, S. (1917e): *Trauer und Melancholie*. In Ders., *Psychologie des Unbewußten. Studienausgabe, Bd. III* (S. 193–212). Frankfurt a. M.: S. Fischer.

Freud, S. (1920g): *Jenseits des Lustprinzips*. In Ders., *Psychologie des Unbewußten. Studienausgabe, Bd. III* (S. 213–272). Frankfurt a. M.: S. Fischer.

Freud, S. (1927c): *Die Zukunft einer Illusion*. In Ders., *Fragen der Gesellschaft/Ursprünge der Religion. Studienausgabe, Bd. IX* (S. 135–189). Frankfurt a. M.: S. Fischer.

Freud, S. (1930a): *Das Unbehagen in der Kultur*. In Ders., *Fragen der Gesellschaft/Ursprünge der Religion. Studienausgabe, Bd. IX* (S. 191–270). Frankfurt a. M.: S. Fischer.

Gadamer, H.-G. (1993a): *Gesammelte Werke. Band 8: Ästhetik und Poetik I: Kunst als Aussage*. Tübingen: Mohr Siebeck.

Gadamer, H.-G. (1993b): *Über die Verborgenheit der Gesundheit*. Frankfurt a. M.: Suhrkamp.

Gadamer, H.-G. (1995): *Gesammelte Werke. Band 10: Hermeneutik im Rückblick*. Tübingen: Mohr Siebeck.

Gadamer, H.-G. (1996): *Der Anfang der Philosophie*. Stuttgart: Reclam.

Gadamer, H.-G. (1998a): *Autobiographie und Geschichte. Zwei Vorträge und ein Gespräch mit Michael Buselmeier (Audiokassette)*. Heidelberg.

Gadamer, H.-G. (1998b): *Aristoteles: Nikomachische Ethik, VI*. Hrsg. u. übers. v. H.-G. Gadamer. Frankfurt a. M.: Klostermann.

Gadamer, H.-G. (1999): *Der Anfang des Wissens*. Stuttgart: Reclam.

Gadamer, H.-G. (2000a): *Hermeneutische Entwürfe. Vorträge und Aufsätze*. Tübingen: Mohr Siebeck.

Gadamer, H.-G. (2000b): Erziehen heißt Sich-Erziehen. Vortrag am 19. Mai 1999 im Dietrich-Bonhoeffer-Gymnasium Eppelheim, Heidelberg.

Gadamer, H.-G. (2003): Schmerz. Einschätzungen aus medizinischer, philosophischer und therapeutischer Sicht. Vortrag am 11. November 2000 in der Orthopädischen Universitätsklinik Heidelberg. Heidelberg.

Gadamer, H.-G. (2010): *Gesammelte Werke. Band 1: Hermeneutik I: Wahrheit und Methode: Grundzüge einer philosophischen Hermeneutik* (7. durchgeseh. Aufl. Tübingen: Mohr Siebeck.

Gernhardt, R. (1987): Siebenmal mein Körper. In Ders. *Körper in Cafés*. Zürich: Haffmanns.

Goethe, J. W. v. (1815): Selige Sehnsucht (Stirb und werde).

Grondin, J. (2013). Hans-Georg Gadamer – eine Biographie (2. durchgeseh. u. erw. Aufl.). Tübingen: Mohr Siebeck.

Grubrich-Simitis, I. (1994). *Freuds Moses-Studie als Tagtraum. Ein biographischer Essay*. Frankfurt a. M.: Fischer

Haas, E. Th. (2002): *... und Freud hat doch recht. Die Entstehung der Kultur durch Transformation der Gewalt*. Psychosozial: Gießen.

Haesler, L. (1985): Zur Psychodynamik der Anniversary Reactions. In *Jahrbuch der Psychoanalyse, Bd. 17* (S. 211–266). Stuttgart: fromann-holzboog.

Heuft, G., Kruse, A. & Radebold, H. (2000): *Lehrbuch der Gerontopsychosomatik und Alterspsychotherapie*. München/Basel: Ernst Reinhardt.

Jones, E. (1962): *Das Leben und Werk von Sigmund Freud. Bd. III*. Bern/Stuttgart: Hans Huber.

Kemmann, A. (2009): Können wir den alten weiten Sinn von Rhetorik neu beleben? Hans-Georg Gadamer im Gespräch. In J. Kopperschmidt (Hrsg.), *Heidegger über Rhetorik* (S. 417–456). München: Wilhelm Fink.

Kübler-Ross, E. (2001): *Interviews mit Sterbenden*. München: Droemer Knauer .

Lütz, M. (2020). *Was hilft Psychotherapie, Herr Kernberg? Erfahrungen eines berühmten Psychotherapeuten*. Herder: München.

Luft, H. (1998): Syndrome und Konflikte stationär behandelter älterer Menschen. Gibt es geschlechtsspezifische Unterschiede? *Psyche – Z Psychoanal*, 52(3), 214–235.

Luft, H. (2002): Prosperos stürmischer Abschied. Die Problematik von Altern und Rückzug in Shakespeares letztem Schauspiel ›Der Sturm‹. In *Jahrbuch der Psychoanalyse, Bd. 45* (S. 121–148). Stuttgart: fromann-holzboog.

Luft, H. (2010). Verzicht auf Zorn. Freuds Umgang mit negativen Affekten. *Psychotherapie im Alter, 7*(2), 207–222.

Luft, H. (2011): *Golf ist ganz einfach. Wissenswertes und Amüsantes über eine beglückende Leidenschaft*. München: Copress.

Luft, H. (2015): *Die Kunst dem Alter zu begegnen. Psychoanalytische Erkundungen.* Frankfurt a. M.: Brandes & Apsel.

Luft, H. (2016): *Golf für Junggebliebene*. Copress: München.

Luft, H. (2017). Kreatives Vergessen. *Psychotherapie im Alter, 14*(3), 289–302.

Luft, H. (2018): *Cervantes – Aufbruch zum modernen Menschen. Eine psychoanalytische Studie.* Frankfurt a. M.: Brandes & Apsel.

Luft, H. (2020). *Der Mann über 60. Ganzheitlicher Ratgeber für junge bis hochbetagte Alte* (2. Aufl. 2024). Frankfurt a. M.: Brandes & Apsel.

Luft, H. (2021): *Träume des Alters. Abgründe und Ängste, Hoffnungen und Glück*. Brandes & Apsel: Frankfurt a. M.

Luft, H. & Vogt, M. (2011). *Gutes Altern. Verborgene Chancen und Hindernisse* (2. Aufl. 2014). Frankfurt a. M.: Brandes & Apsel.

Mahler, M., Pine, F. & Bergman, A. (1975): *Die psychische Geburt des Menschen. Symbiose und Individuation*. Frankfurt a. M.: Fischer.

Marc Aurel (1973): Selbstbetrachtungen. Stuttgart: Kröner.

Maurer, K. & Maurer, U. (1998). *Alzheimer. Das Leben eines Arztes und die Karriere einer Krankheit*. München/Zürich: Piper.

Mitscherlich, A. (1973): *Auf dem Weg zur vaterlosen Gesellschaft. Ideen zur Sozialpsychologie*. München: Piper.

Mitscherlich, M. (2010). *Die Radikalität des Alters. Einsichten einer Psychoanalytikerin*. Mit einem Vorwort von Alice Schwarzer. Frankfurt a. M. Fischer.

Nietzsche, F. (1886). *Jenseits von Gut und Böse. Vorspiel einer Philosophie der Zukunft*. Leipzig: C. G. Naumann.

Peters, M. (2008): *Die gewonnenen Jahre. Von der Aneignung des Alters*. Vandenhoeck & Ruprecht: Göttingen.

Peters, M., (2013). Alter und Identität in Zeiten der Postmoderne. *Psychotherapie im Alter, 10*(3), 309–321.

Proust, M. (1988): *Auf der Suche nach der verlorenen Zeit*. Frankfurt a. M.: Suhrkamp.

Radebold, H. (2001): *Abwesende Väter. Folgen der Kriegskindheit in Psychoanalysen*. Vandenhoeck & Ruprecht: Göttingen.

Radebold, H. (2004): Die Vergangenheit ist unbewusst zeitlos – Psychoanalytische Fokaltherapie einer 80-Jährigen mit Angstzuständen und Panikattacken. *Psychotherapie im Alter, 1*, 2, 31–38.

Radebold, H. (2009): *Älterwerden will gelernt sein*. Stuttgart: Klett-Cotta.

Radebold, H. & Schweizer, R. (1996): *Der mühselige Aufbruch. Über Psychoanalyse im Alter*. Frankfurt a. M.: Fischer.

Riehl-Emde, A. (2003): *Liebe im Fokus der Paartherapie*. Stuttgart: Klett-Cotta.

Schirrmacher, F. (2004): *Das Methusalem-Komplott. Die Menschheit altert in unvorstellbarem Ausmaß, Wir müssen das Problem unseres eigenen Alterns lösen, um das Problem der Welt zu lösen*. München: Karl Blessing.

Schopenhauer, A. (1851): *Parerga und Paralipomena*.

Settlage, C. F. (1998): Transzendenzerfahrungen im hohen Alter. Kreativität, Entwicklung und Psychoanalyse im Leben einer Hundertjährigen. In M. Teising (Hrsg.), *Altern: Äußere Realität, innere Wirklichkeiten. Psychoanalytische Beiträge zum Prozess des Alterns* (S. 243–280). Opladen/Wiesbaden: Westdeutscher Verlag.

Shakespeare, W. (1599): *Wie es Euch gefällt*. Übers. v. A. W. Schlegel. Wiesbaden: Löwit.

Shakespeare, W. (1605): *König Lear*. Übers. v. A. W. Schlegel. Wiesbaden: Löwit.

Shakespeare, W. (1611): *Der Sturm*. Übers. v. A. W. Schlegel. Wiesbaden: Löwit.

Sophokles (1957): *König Ödipus*. Frankfurt a. M.: Fischer.

Sophokles (1996): *Ödipus auf Kolonos*. Stuttgart: Reclam.

Stauder, K. H. (1955): Über den Pensionierungsbankrott. *Psyche – Z Psychoanal*, 9(9), 481–497.

Wilde, O. (1890): *Das Bildnis des Dorian Gray*. Roman.

Wilkes, J. (1998): Depression und Heilung. Zum 100. Todestag Theodor Fontanes. *Deutsches Ärzteblatt*, 95(38), 1832–1834.

# Dank

Diesmal war vieles anders als bei meinen früheren Büchern.

Für all das möchte ich keine Namen nennen, weil ich Namen oft vergesse oder durch Fehlleistung ausblende und niemanden kränken möchte.

Als die Idee zu einem Buch kam, blieb ich mit der Arbeit des Schreibens ganz allein und fand keine Hilfe, obwohl ich sehr behindert bin. ich sehe nur noch 20 Prozent und habe große Probleme mit dem PC, der ohne Vorwarnung Teile des mühsam formulierten Textes unauffindbar löschte und mich zur Verzweiflung brachte. Quellensuche und Recherchieren sind fast unmöglich. Ohne den kompetenten und immer hilfsbereiten Apple-Spezialisten *Käptn Äppel* hätte ich wahrscheinlich aufgeben müssen. Ansgar Kemmann danke ich für gute Gespräche über Hans-Georg Gadamer und für den Beitrag in diesem Buch.

Den größten Dank schulde ich meinem Verleger Roland Apsel, der mich sofort ermutigte, das Projekt zu realisieren, und mir half, es trotz aller Krisen und Behinderungen zu vollenden.

*Helmut Luft*